ISBN 978-3-662-37468-9 ISBN 978-3-662-38233-2 (eBook)
DOI 10.1007/978-3-662-38233-2

Ergebnisse der inneren Medizin und Kinderheilkunde.

Inhalt des XIII. Bandes.

IV u. 712 S. gr. 8°. Preis M. 24,—; in Halbleder gebunden M. 26,60.

Über die Bildung der Harn- und Gallensteine. Von Professor Dr. L. Lichtwitz. (Mit 18 Abbildungen im Text und auf 8 Tafeln.)
Fettleibigkeit und Entfettungskuren. Von Geheimrat Professor Dr. M. Matthes.
Die entzündlichen Pleuraergüsse im Alter. Von Professor Dr. Hermann Schlesinger.
Die interne Therapie des Ulcus ventriculi. Von Privatdozent Dr. Walter Zweig.
Über einige zur Zeit besonders „aktuelle" Streitfragen aus dem Gebiete der Cholelithiasis. Von Geheimem Sanitätsrat Professor Dr. Hans Kehr.
Die Beeinflussung der Darmmotilität durch Abführ- und Stopfmittel. Von Dr. S. Lang.
Zur Frage der Entstehung diphtherischer Zirkulationsstörungen. Von Dr. W. Siebert. (Mit 3 Abbildungen.)
Über Infektion und Immunität beim Neugeborenen. Von Dr. Franz v. Groër und Dr. Karl Kassowitz.
Der bösartige Symptomenkomplex beim Scharlach. Von Professor Dr. V. Hutinel. (Mit 7 Abbildungen.)
Die Prognose und Therapie der Lues congenita. Von Dr. Ernst Welde.
Katheterismus des Duodenums von Säuglingen. Von Dr. Alfred F. Hess. (Mit 8 Abbildungen.)
Die verschiedenen Melaenaformen im Säuglingsalter. Von Dr. A. Ritter v. Reuss.
Rachitis tarda. Von Prof. Dr. Emil Wieland.
Autoren-, Sach- und Generalregister.

Inhalt des XII. Bandes.

IV u. 990 S. gr. 8°. Preis M. 34,—; in Halbleder geb. M. 36,60.

Opsonine und Vaccination. Von Privatdozent Dr. A. Böhme. (Mit 26 Abbildungen.)
Diagnose und Prognose der angeborenen Herzfehler. Von Dr. M. Abelmann.
Das Problem der Übertragung der angeborenen Syphilis. Von Professor Dr. Hans Rietschel.
Über interlobäre Pleuritis. Von Prrivatdozent Dr. Hans Dietlen. (Mit 20 Abbildungen im Text und 2 Tafeln.)
Pathogenese und Klassifikation der milchartigen Ergüsse. Von Dr. S. Gandin.
Über Relaxatio diaphragmatica (Eventratio diaphragmatica). Von Dr. Johannes Bergmann.
Ergebnisse und Richtlinien der Epilepsietherapie, insbesondere d. Brombehandlung in Verbindung mit salzarmer Kost. Von Dr. A. Ulrich.
Die Beziehungen der Menstruation zu allgemeinen und organischen Erkrankungen. Von Prof. Dr. G. Schickele. (Mit 23 Abbildg.)
Über pathologischen Blutzerfall. Von Privatdozent Dr. W. Meyerstein.
Wesen und Gang der tuberkulösen Infektion bei Entstehung der menschlichen Lungenphthise. Von Privatdozent Dr. A. Bacmeister.
Der Harn des Säuglings. Von Dr. Ernst Mayerhofer.
Das Erythema nodosum. Von Oberarzt Dr. C. Hegler. (Mit 8 Abbildungen im Text und einer Tafel.)
Die Pathologie der Blutgerinnung und ihre klinische Bedeutung. Von Privatdozent Dr. Herm. Küster.
Die Lehre vom Urobilin. Von Privatdozent Dr. Friedr. Meyer-Betz.
Die Albuminurie. Von Privatdozent Dr. Ludwig Jehle. (Mit 32 Abbildungen im Text und einer Tafel.)
Über Ernährungskuren bei Unterernährungszuständen und die Lenhartzsche Ernährungskur. Von Oberarzt Dr. K. Kissling. (Mit 17 Abbildungen.)
Autoren-, Sach- und Generalregister.

Inhalt des XI. Bandes.

IV u. 847 S. gr. 8°. Preis M. 32,—; in Halbleder gebunden M. 34,60.

Die Entstehung des Gallensteinleidens. Von Privatdozent Dr. A. Bacmeister. (Mit 4 Abbildungen und 1 Tafel.)
Der respiratorische Gaswechsel im Säuglingsalter. Von Dr. Albert Niemann.
Das Höhenklima als therapeutischer Faktor. Von Privatdozent Dr. Carl Stäubli.
Organische und anorganische Phosphate im Stoffwechsel. Von Dr. Paul Grosser.
Ergebnisse und Probleme der Typhusforschung. Von Stabsarzt Dr. W. Fornet. (Mit 4 Abbildungen.)
Die anatomischen und röntgenologischen Grundlagen für die Diagnostik der Bronchialdrüsentuberkulose beim Kinde. Von Prof. Dr. St. Engel. (Mit 26 Abbildungen und 5 Tafeln.)
Einige neuere Anschauungen über Blutregeneration. Von Prof. Dr. P. Morawitz.
Der Mechanismus der Herzaktion im Kindesalter, seine Physiologie und Pathologie. Von Dr. Adolf F. Hecht. (Mit 2 Abbildungen und 110 Kurven auf Tafeln.)
Symptomatologie und Therapie des Coma diabeticum. Von Privatdozent Dr. L. Blum.
Einrichtungen zur Verhütung der Übertragungen von Infektionskrankheiten in Kinderspitälern und ihre Beurteilung nach den bisher vorliegenden experimentellen Untersuchungen. Von Stabsarzt Dr. Otto Hornemann und Dr. Anna Müller.
Die Pathogenese der Lichtentzündung der Haut. Von Prof. Dr. A. Jesionek.
Die Nebenschilddrüsen. Von Prof. Dr. W. G. Mac Callum.
Das Empyem im Säuglingsalter. Von Dr. Fritz Zybell. (Mit 1 Abbildung.)
Symptomatologie und Pathogenese der Schwindelzustände. Von Professor Dr. M. Rosenfeld.
Über Wachstum. C. Dritter Teil: **Das Längenwachstum des Menschen und die Gliederung des menschlichen Körpers.** Von Privatdozent Dr. Hans Friedenthal. (Mit 21 Abb.)
Dauerträger und Dauerträgerbehandlung bei Diphtherie. Von Prof. Dr. W. Weichardt und Martin Pape.
Autoren-, Sach- und Genralregister.

Inhalt der früheren Bände siehe 3. und 4. Umschlagseite.

VIII. Über Infektion und Immunität beim Neugeborenen.

Von

Franz v. Groër und Karl Kassowitz-Wien.

Literatur.

Abrami, s. Griffon.

Acconci, Zentralbl. f. allg. Path. **5**.

Achard, Sur le passage de la propriété agglutinante à travers la placenta. Compt. rend. Soc. biol. à Paris. 1897. S. 255.

— Action agglutinante du lait de femmes atteintes de fièvre typhoide sur le bacille d'Eberth. Semaine méd. 1896. Ref. Zentral. f. Bakteriol. 1. Abt. **20**. 1896. S. 467.

— et Bensaude, Semaine méd. **123**. 1896. S. 505.

— s. Lannelongue.

Ackermann, zit. nach Jürgensen-v. Pirquet.

Albien, Zeitschr. f. Tiermed. 1910.

Albrecht, Kurze Bemerkungen zur Frage der Vererbung der Tuberkulose beim Rinde. Deutsche tierärztl. Wochenschr. 1895. Nr. 39. S. 335.

Alilaire, s. Truche.

Amberg, Journ. of Amer. Med. Assoc. **48**. 1907.

Anden, G. A., Diphtherie bei Neugeborenen. Lancet, 19. April 1902. Ref. Arch. f. Kinderheilk. **38**. 1904. S. 247.

Anderodias et Buard, Seroréaction tuberculeuse chez les foetus nés de mères tuberculeuses. Bull. soc. d'obst. de Paris. **6—7**. S. 320.

Anderson, s. Rosenau.

Apert, s. Charrier.

Appleton, s. Turton.

Arloing, Cornevin et Thomas, Compt. rend. Ac. Sc. 1882. S. 739.

d'Arrigo, Beitrag zum Studium der erblichen Übertragung der Tuberkulose durch die Placenta. Zentralbl. f. Bakteriol. **28**. 1900. S. 683.

Aschoff, Ehrlichs Seitenkettentheorie usw. Zeitschr. f. allg. Physiol. **1**. 1902. S. 3.

— Zeitschr. f. Ohrenheilk. **31**. 1897.

Ascoli, A., Sul passagio dell' albumine da madre a feto. Ann. d'ost. e gin. 10 u. 11, zit. nach Kehrer.

— Münchner med. Wochenschr. 1901. Nr. 31.

— Passiert Eiweiß die placentare Scheidewand? Zeitschr. f. physiol. Chem. **36**. 1902.

Auché, Semaine méd. 1892.

— et Chambrelent, De la transmission à travers la placenta du bacile de la Tuberculose. Arch. d. méd. expér. et d'anat. pathol. **11**. 4. 1899.

Auerbach, P., Mitteilung über eine Masern- und Diphtherieepidemie. Arch. f. Kinderheilk. **55**. 1911. S. 395.

Aviraguet, Union méd. 1892. Zit. nach Wassermann u. Keyßer.

Axenfeld, zit. nach Groenouw.

Bab, Bakteriologie und Biologie der kongenitalen Syphilis. Zeitschr. f. Geburtsh. u. Gynäk. **60**. 1907.

Bab, Beitrag zur Bakteriologie der kongenitalen Syphilis. Münchner med. Wochenschr. 1907.

v. Babes, Bakteriologische Untersuchungen über septische Prozesse im Kindesalter. Leipzig 1889. S. 43.

— und Mironesco, Über Syphilome innerer Organe Neugeborener und ihre Beziehung zur Spirochaeta pallida. Berliner klin. Wochenschr. 1906. S. 34.

Baginsky, Virchows Arch. **115**. 1889. S. 460.

Baisch, Vererbung der Syphilis. Münchner med. Wochenschr. 1909. S. 38.

— Der Pemphigus syphiliticus des Neugeborenen. Münchner med. Wochenschr. **5**. 1911. S. 240.

Baldwin, zit. nach Krause.

Ballantyne, Foetus mit Maserneruption. Edinb. Med. Journ. 1893. Ref. Jahresb. f. Geburtsh. u. Gynäk. **8**. S. 564.

— Antenatal pathology. **1**. Zit. nach Macdonald.

— und Milligan, A case of scarlet fever in pregnancy with infection of the foetus. Transact. of the Edinb. obst. Soc. **18**. 1892/93. S. 177.

Ballen, Thèse de Lyon. 1905.

Bang, Congrès de la tuberculose 1895, zit. nach Cozzolino.

Bar, zit. nach Kehrer.

— und Rénon, Présence du bacille de Koch dans le sang de la veine ombilicale des foetes humains issus de mères tuberculeuses. Ref. Zentralbl. f. Bakteriol. **18**. 1895. S. 286.

— et Daunay, Compt. rend. Soc. biol. **64**.

Barbier, Gefahren nicht sterilisierter Wäsche in der Säuglingspflege. Ref. Zentralbl. f. Gynäk. 1911. S. 1359.

Bartel, Wiener klin. Wochenschr. 1904. Nr. 15.

— Ebenda. 1905. Nr. 7.

— s. Weichselbaum.

Bartels, Über die Bakteriologie und Klinik von 70 Blennorrhöefällen. Zentralbl. f. Gynäk. **35**. 1911. S. 417.

— Ein Beitrag zur Augeneiterung der Neugeborenen. Klin. Monatsschr. f. Augenheilk. **49**. 1911. S. 537.

Barthez et Rilliet, Traité clinique et pratique de mal. des enfants. II. Ed. Paris 1853.

Bartsch, Beobachtungen aus einer Masernepidemie auf den nördlichen Farörn. Ugesk. f. Läger. Ref. Jahrb. f. Kinderheilk. **47**. S. 227.

Basch, K., Über Nabelsepsis. Jahrb. f. Kinderheilk. **50**. 1899. S. 15.

— und Weleminsky, Ausscheidung von Krankheitserregern durch die Milch. Jahrb. f. Kinderheilk. **47**. 1898. S. 105.

Bauer, J., Das Collessche und Profetasche Gesetz im Lichte der modernen Serumforschung. Wiener klin. Wochenschr. **36**. 1908. S. 1259.

Bauereisen, Die Beziehungen zwischen dem Eiweiß der Frauenmilch und dem Serumeiweiß von Mutter und Kind. Arch. f. Gynäk. **90**. 1910.

Baumgarten, Lehrbuch der patholog. Mykologie. 1890.

— Arbeiten aus dem patholog. Institut Tübingen. **1**.

— Über latente Tuberkulose. Volkmanns Samml. klin. Vorträge. Nr. 218.

— Zeitschr. f. klin. Med. **6**, **7**, **9**, **10**. 1882, 1883, 1885, 1886.

Behm, Über intrauterine Vaccination usw. Zeitschr. f. Geburtsh. u. Gynäk. **8**. 1882. S. 1.

v. Behring, E., Tuberkulosebekämpfung. Berliner klin. Wochenschr. 1903/04. Auch Marburg 1903.

— Vortrag auf der 75. Vers. d. N. u. Ä., Kassel.

— Phthisiogenese und Tuberkulosebekämpfung. Deutsche med. Wochenschr. 1904. S. 6.

— Tuberkuloseentstehung, -bekämpfung und Säuglingsernährung. Beitr. z. exper. Therap. Heft 8.

— Berliner klin. Wochenschr. 1904.

— Diphtherie. Bibliothek von Coler-Schjerning. **2**.

v. Behring, E., Einführung in die Lehre von der Bekämpfung der Infektionskrankheiten. Berlin 1912.
Beitzke, Über die Spirochaeta pallida bei angeborener Syphilis. Berliner klin. Wochenschr. 1906. S. 24.
— Erg. von Lubarsch-Ostertag. 1910.
Beneke und Kürbitz, Beitr. z. Klinik d. Tuberkulose. **9.**
Bensaude, s. Achard.
Benzen-Folmer, v. Pirquets Kutanreaktion hor nyjödte. Arbeider fra den kgl. Fösels og Plejestiftelse i Köbenhavn. 1910. S. 163. Ref. Zeitschr. f. Immun. Ref. **2.** 1910. S. 949.
Berend, Über Darmfäulnis bei Neugeborenen. Orv. Hetilags. 1906. 1. Ref. Jahrb. f. Kinderheilk. **63.** 1906. S. 510.
Bergrath, R., Über Syphilis congenita in der zweiten Generation. Arch. f. Derm. u. Syph. **55.** 1911. S. 125.
Bernard, De la Tuberculose congénitale etc. Thèse de Montpellier. 1908.
Bernheim, Erblichkeit und Ansteckung der Tuberkulose. Ref. Zentralbl. f. Bakteriol. 1894. **15.** S. 6, 56.
Bertarelli, Über den Durchgang der hämolytischen Amboceptoren und der Präcipitine in die Milch usw. Zentralbl. f. Bakteriol. **41.** 1906.
— Über aktive und passive Immunisation des Neugeborenen auf dem Wege der Verdauungsorgane. Zentralbl. f. Bakteriol. **39.** 3. 1905.
— und Volpino, Untersuchungen über die Spirochaeta pallida (Schaudinn) bei Syphilis. Zentralbl. f. Bakteriol. **40.** 1. 1906.
Bertino, Sul passagio della lisine della madre al feto. Arch. ital. d. ginec. **12.** Eigenbericht in Folia haematol. **3.** 1906. S. 36.
Best, Die Erblindungsgefahr infolge von Augenentzündung der Neugeborenen. Med. Klin. 1913. 7. S. 1112.
Biehler, Contribution à l'étude du lait de femme comme source de tuberculose. Arch. de méd. des enf. **7.** 1908. S. 473.
Biermer, zit. nach Sticker.
Binet, s. Robin.
Birch-Hirschfeld, Über die Pforten der placentaren Infektion des Foetus. Zieglers Beitr. z. Path. u. path. Anat. **9.** S. 3.
— Tgbl. 61. Vers. d. N. u. Ä. 1888.
— Virchows Arch. **87.**
— Berliner klin. Wochenschr. 1879. S. 31.
de Blasi, Über die Passage der Antikörper in die Milch. Ref. Zentralbl. f. Bakteriol. **36.** 1904. S. 353.
Boas, H., s. O. Thomsen.
Bochenski und Gröbel, Ein Fall von intrauterin akquirierter Pneumonie. Monatsschr. f. Geburtsh. u. Gynäk. **22.** 1905. S. 490. Lit.
Boisseau und Prat, Syphilis héréditaire dystrophique etc. de seconde génération. Ann. d. dermat. et syphil. **5.** II. 1911. S. 331.
Bollinger, v. Ziemßens Handb. d. spez. Path. u. Therap. **3.** 2. Aufl. S. 504.
Bombicci, zit. nach Kehrer.
Bondy, O., Über Cutanreaktion bei Neugeborenen. Wiener klin. Wochenschr. **49.** 1908. S. 1704.
Bongert, Deutsche tierärztl. Wochenschr. 1906.
Bonhoff und Esch, Zeitschr. f. Geburtsh. u. Gynäk. **70.** 1912.
Bonnaire et Keim, Infection canaliculaire de la parotide. Presse méd. 1900.
de Bonis, s. Fede.
Bossi, zit. nach Kehrer.
Bouchut, Traité des maladies des nouveaux-nés etc. Paris 1879.
Brandenburg, Kasuistischer Beitrag zum Morbus Winckeli. Jahrb. f. Kinderheilk. 1911.
Brauell, Weitere Mitteilungen über Milzbrand und Milzbrandblut. Virchows Arch. **14.** 1858. S. 459.

Braun, s. Morgenroth.
Brecelj, Über einen pseudodiphtherischen Symptomenkomplex beim Neugeborenen. Jahrb. f. Kinderheilk. **59**. 1904. S. 54.
Bretschneider, A., Die primäre eitrige Parotitis des frühen Säuglingsalters. Arch. f. Kinderheilk. **55**. 1911. S. 199.
Brindeau, s. Nattan-Larrier.
Brockmann, Über gruppenspezifische Strukturen des tierischen Blutes. Zeitschr. f. Immun. **9**. 1. 1911.
Bruck, C., Immunität bei Syphilis; Kolle-Wassermann, Handb. d. path. Mikroorg. 2. Aufl. **7**. 1913. S. 1045.
— Vortrag auf d. 85. Vers. d. N. u. Ä., Wien 1913.
Buard, s. Anderodias.
Bub, Besitzt das Colostrum baktericide Eigenschaften? Diss. Gießen 1911.
Buffet-Delmas, Scarlatine maternelle et nourissons. Arch. de méd. des enf. **14**. 1911. S. 124.
Bugge, J., Om medfödt Tuberkulose, Christiana 1895. Ref. Zentralbl. f. Bakteriol. **18**. 1895.
Bulloch, Transact. of the pathol. Soc. of London. **53**. 1902. S. 2.
Bumm, Arch. f. Gynäk. **27**. 1886. S. 472.
— Der Mikroorganismus der gonorrhoischen Schleimhauterkrankung. 2. Aufl. Wiesbaden 1887.
— Grundriß zum Studium der Geburtshilfe. 6. Aufl. Wiesbaden 1909.
Buschke und Fischer, Ein Fall von Myocarditis syphilitica bei hered. Lues mit Spiroch.-Befund. Deutsche med. Wochenschr. 1906. S. 19.
— — Berliner klin. Wochenschr. 1906. S. 13.
Burckhardt, A., Zur intrauterinen Vaccination. Deutsch. Arch. f. klin. Med. **24**. 1879. S. 506.
Caffarena, Über die Ausscheidung des Salvarsans durch die Frauenmilch. La Pediatria. **20**. 1912.
Calcaterra, Contributo allo studio settico-piemie nel lattante. Riv. di clin. ped. **9**. 1911. S. 473.
Calmette, Paris 1906, zit. nach Wassermann u. Keyßer.
Camus und Gley, Nouvelles recherches sur l'immunité contre le sérum d'anguille. Ann. Pasteur. **10**. 1899. S. 779.
Canaguier et Hamel, Observation de peritonite aiguë probablement appendiculaire chez un enfant de cinq jours. Bull. de la Soc. de péd. de Paris 1912. S. 45.
Capaldi, Sulla diffusione del tifo-agglutinine in gravidanza. Arch. di ost. e gin. di Napoli. **9**. 8. 1904. S. 444. Ref. Jahrb. f. Geburtsh. u. Gynäk. **18**. 1904.
Caporali, Sulla trasmissibilita dello pneumococco della madre al feto. Giorn. internat. delle scienze med. **25**. 10. 1903. S. 459. Ref. Jahresb. f. Geburtsh. u. Gynäk. 1903. S. 688.
Carita, s. Perroncito.
Carrière, Arch. d. méd. expér. 1900.
Castaigne, Transmission par l'allaitement du pouvoir agglutinant typhique de la mère à l'enfant. Compt. rend. Soc. biol. 13. Nov. 1897. Semaine méd. 1897.
Cathala, M. V., Pemphigus congenital. Bull. de la Soc. d'obst. de Paris. **14**. 1911. S. 145.
Cattani, s. Tizzoni.
Cavagnis, Atti del Instituto Veneto 1885/86; zit. nach Wassermann-Keyßer.
Cavalieri, s. Pacchioni.
Celli, zit. nach Kehrer.
Centanni, s. Tizzoni.
Chalier, s. Courmont.
— s. Péhu.
Chamberland und Straus, s. Straus.
Chambrelent, Variolapusteln beim Foetus. Ref. Zentralbl. f. Gynäk. 1893. S. 760.

Chambrelent, Influence à forme gastrointestinale etc. Ref. Jahresber. f. Geb. u. Gynäk. 7. S. 426.
— und St. Philippe, zit. nach Schumacher.
— et Sabrazès, zit. nach Kehrer.
— s. Auché.
Chantemesse et Widal, Arch. de physiol. 1887. Nr. 19.
Chantreuil, zit. nach L. Voigt.
Charrier et Apert, Recherche de la réaction agglutinante dans les humeurs d'un embryo de 3 mois. Compt. rend. Soc. biol. à Paris. 1896.
Charrin et Delamare, Défenses de l'organisme chez le nouveau-né. Acad. de Science. 30. März 1899.
— et Gley, Recherches sur la transmission héréd. de l'immunité. Arch. de physiol. 1893.
— — De l'hérédité. Compt. rend. Soc. biol. à Paris. 1892.
— — Compt. rend. Ac. Sc. 1893. Nr. 19.
— et Riche, Compt. rend. Soc. biol. à Paris. 1897.
Chauveau, A., Sur le mécanisme de l'immunité. Ann. Pasteur. 2. 1888. S. 2.
— Compt. rend. Ac. Sc. 1891.
Cholmogoroff, Zeitschr. f. Geb. u. Gynäk. 16. 1889. S. 16.
Christophers, Scient. mem. by office med. 1907; zit. nach Wassermann-Keyßer.
Cipolla, La reazione di Wassermann nei bambini eredosifilitici. Riv. di clinica ped. 9. 1911. S. 473.
Citron, Vortrag auf der 85. Versamml. deutsch. Naturf. u. Ärzte. Wien 1913.
Cohn, E., zit. nach Kehrer.
— W., und H. Neumann, Virchows Arch. 126. 1891. Heft 3.
Cornet, Tuberkulose. Nothnagels Handb. d. spez. Path. u. Therap. 19. 1900.
— Wien 1907.
— und Kossel, Tuberkulose. Kolle-Wassermann, Handbuch. 2. Aufl. 5. 1913. S. 391.
Cornevin, s. Arloing.
Cowie, s. Warthin.
Courmont et Chalier, Journ. de physiol. et de pathol. géner. 1908.
Cozzolino, O., Zur Frage: Stillen bei Muttertuberkulose. Arch. f. Kinderheilk. 60. 61. Festschr. f. Baginsky. 1913. S. 221.
Cramer, Gibt es vom Darm ausgehende septische Injektionen beim Neugeborenen? Arch. f. Kinderheilk. 42. 1905. S. 321.
Credé-Hörder, Über die „Spätinfektion" der Ophthalmoblennorrhöe. Münchner med. Wochenschr. 60. 1913. S. 23.
Crouzon et Villaret, Rev. de la Tuberculose. 1904.
Czemeszka, Prager med. Wochenschr. 1894.
Czerny und Keller, Des Kindes Ernährung usw. Leipzig und Wien 1906/13.
— und Moser, Klinische Beobachtungen an magendarmkranken Kindern im Säuglingsalter. Jahrb. f. Kinderheilk. 38. 1894.
Daddi, G., Sul passagio del bacillo della tifoide e delle sostanze agglutinanti nel latte etc. Riv. di clin. med. 1904. Nr. 37.
Dagliotti, zit. nach Schumacher.
Daunay, s. Bar.
Davaine, Note lue à l'acad. de méd. 9. Dez. 1867.
Decastello und Sturli, Münchner med. Wochenschr. 1902. Nr. 26.
Demelin et Létienne, Infection amniotique. Méd. mod. 30. Juni 1894.
Dennie, s. Mossé.
Deutschmann, Gräfes Arch. f. Ophthal. 36. 1890.
Devin, s. Planchu.
Dienst, Zentralbl. f. Geb. u. Gynäk. 1905.
Dieudonné, Über die Vererbung der Agglutinine bei choleraimmunisierten Meerschweinchen. Festschr. Würzburg 1903.
Disse, Untersuchungen über die Durchgängigkeit der jugendlichen Darmwand für Tuberkelbacillen. Berliner klin. Wochenschr. 1903. S. 4.

Dobroklonski, L'infection tuberculeuse peut-elle pénétrer dans l'organisme par les organes sexuels? Rev. de la Tuberculose. 1895. S. 195.
Döderlein, Verhandl. d. Deutsch. Ges. f. Gynäk. 2. 1888. S. 271.
Dörr, R., Allergie und Anaphylaxie. Kolle-Wassermann, Handb. 2./2. 1913. S. 947.
Doi s. Yamada.
Domenici, Alterazione del cordone umbilicale nella sifilide. Riv. di clin. ped. 9. 1911. S. 613.
Don, Journ. of obst. and gyn. of the Brit. emp. 17. Nr. 15.
Dubrisay, s. Legry.
Duclaux, zit. nach Vaillard.
v. Dürings, Deutsche med. Wochenschr. 1898.
Dürk, H., Über intrauterinen Typhus usw. Münchner med. Wochenschr. 1896. S. 842.
Dufour, Henri, et Thiers, Transmission de la tuberculose de la mère au foetus. Bull. de la Soc. de Péd. de Paris. 5. 1913. S. 274.
Duhot, Unerwartete Resultate bei einem hereditär-syphilitischen Säugling nach der Behandlung der Mutter mit „606". Münchner med. Wochenschr. 1910. S. 1825.
v. Dungern, Über den Nachweis und Vererbung biochemischer Strukturen usw. Ebenda. 1910. Nr. 6. S. 293.
— und Hirschfeld, Über eine Methode, das Blut verschiedener Menschen serologisch zu unterscheiden. Ebenda. 1910. Nr. 14. S. 741.
— — Über Vererbung gruppenspezifischer Strukturen des Blutes. Zeitschr. f. Immun. 6. 1910. S. 1.
Durante, Un cas de péritonite foetale etc. Compt. rend. Soc. d'obst. à Paris. 14. 1911. S. 362.
— Un cas d'infarctus de la moitié du foie consecutif à une infection ombilicale. Ebenda. 14. 1911. S. 360.
— Quatre cas d'hémorrhagie mortelle etc. chez le neuveau-né. Bull. Soc. d'obst. Paris. 14. 1911. S. 354.
— s. Porak.
Dzierzgowski, Zur Frage der Vererbung der künstlichen antidiphtherischen Immunität. Gaz. lekarska. 1901. Ref. Zentralbl. f. Bakteriol. 30. 1901.
— Arch. de Sc. biol. de St. Petersburg. 1901.
— Sur l'hérédité de l'immunité artificielle. Ref. Bull. Pasteur. 1904.
Eberth, Geht der Typhusbacillus auf den Foetus über? Zentralbl. f. Bakteriol. 5. 1889. S. 643.
— Fortschritte d. Med. 1889. S. 5.
Ehrlich, Über Immunität durch Vererbung und Säugung. Zeitschr. f. Hyg. u. Infekt.-Krankh. 12. 1892.
— und Brieger. Ebenda. 13. 1893. S. 336.
— und Hübener, Über die Vererbung der Immunität bei Tetanus. Ebenda. 18. 1894.
— und Wassermann, Über die Gewinnung der Diphtherieantitoxine aus Blutserum und Milch immunisierter Tiere. Zentralbl. f. Bakteriol. 17. 1894. Zeitschr. f. Hyg. u. Infekt.-Krankh. 18. 1894. S. 239.
Einstein, Arbeiten aus dem Pathologischen Institut Tübingen. 3. 1912.
v. Eisler und Sohma, Untersuchungen über den Opsoningehalt des Blutes usw. Wiener klin. Wochenschr. 1908. S. 19, 684.
Eitner, Zur Lehre der septischen Infektion der Neugeborenen. Diss. Bonn 1876.
Eliasberg, K., Monatsh. f. Augenheilk. 1901.
Engel, s. Schloßmann.
Engelmann, Zentralbl. f. Gynäk. 1909. Nr. 3.
Eppinger, Wiener med. Wochenschr. 1888. S. 37, 38.
Epstein, Prager med. Wochenschr. 1879, 1881, 1884.
— Med. Wandervorträge. 3. 1888.
— Statistische und hygienische Erfahrungen aus der k. b. Findelanstalt usw. Arch. f. Kinderheilk. 7. 1886. S. 87.

Epstein, Über Pseudodiphtheritis septhämischen Ursprungs bei Neugeborenen usw. Jahrb. f. Kinderheilk. 39. 1895. S. 420.
— Festschrift f. Henoch. 6. 1896. S. 330.
— Arch. f. Derm. 2. Erg.-Bd. 1891.
— Über Variola beim Neugeborenen. Festschr. f. Baginsky. Arch. f. Kinderheilk. 60, 61. 1913. S. 289.
Ernst, Intrauterine Typhusinfektion einer lebensfähigen Frucht. Zieglers Beitr. z. Path. u. path. Anat. 8. 1890. S. 188.
Eröß, Arch. f. Gynäk. 41. 1891.
Escherich, Fortschritte d. Med. 3. 1885. S. 231.
— Versuche zur Immunisierung gegen Diphtherie auf dem Wege des Verdauungstraktes. Wiener klin. Wochenschr. 1897. S. 36.
— Darmbakterien des Säuglings. Stuttgart 1886.
— Über spezifische Krankheitserreger der Säuglingsdiarrhöen. Wiener klin. Wochenschrift. 1897.
— Über Streptokokkenenteritis usw. Jahrb. f. Kinderheilk. 49. 1898.
— Die Bedeutung der Bakterien in der Ätiologie der Magendarmerkrankungen des Säuglings. Deutsche med. Wochenschr. 1898. S. 40.
— und Schick, Scharlach. Wien u. Leipzig 1912.
Etienne, Presse méd. 1896. Ref. Zentralbl. f. Gynäk. 1896. S. 26.
Fattori, s. Gargano.
Fede e de Bonis, Sulla trasmissibilità della tuberculosi per lattazione. Verhandl. d. II. ital. Kongr. f. Paed. 1892.
La Fétra, Tuberkulöse Cervicallymphknoten bei einem 4 Monate alten Säugling. Arch. of Paed. 1907.
Figari, Sul passagio delle agglutinine etc. Ref. Zentralbl. f. Bakteriol. 39. 1907.
Finger, Sitzungsber. d. Akad. d. Wissensch. Wien 1906.
— und Landsteiner, Untersuchungen über Syphilis an Affen. Sitzungsber. d. Akad. d. Wissensch. Wien 1905 u. 1906.
Finkelstein, Verhandl. d. Gesellsch. f. Kinderheilk. München 1899.
— Lehrbuch d. Säuglingskrankheiten. 3. Berlin 1912.
Fiori, Übergang von Masern von Mutter auf Kind usw. Gaz. degli osped. 1900. S. 69.
Fischer, B., Über fötale Infektionsmöglichkeiten und fötale Endokarditis. Frankfurter Zeitschr. f. Pathol. 7. 1911. S. 83.
— s. Buschke.
Fischl, R., Über Schutzkörper im Blute des Neugeborenen. Jahrb. f. Kinderheilk. 41. 1896. S. 193.
— Quellen und Wege der septischen Infektionen der Neugeborenen. Volkmanns Samml. klin. Vortr. 1898. Nr. 220.
— und v. Wunschheim, Über Schutzkörper im Blute des Neugeborenen. Prager med. Wochenschr. 1896.
Foà e Bordoni Uffreduzzi, Acad. de méd. Turin. 1887; zit. nach Kehrer.
— Über die Ätiologie der Meningitis cerebrosp. epid. Zeitschr. f. Hyg. 4. 1888. Heft 1.
Fordice, Brit. Med. Journ. 1898.
Forest, Diphtherie und Croup bei Neugeborenen. Arch. f. Kinderheilk. 42. 1905. S. 75.
Fortineau, s. Rapin.
Fournier, E., Syphilis héréd. de sec. génération. Ann. de derm. et syph. 1904.
— Recherches et diagnostic de l'hérédosyphilis tardive. Paris 1907.
— Syphilis und Ehe. Berlin 1881.
Fragale, V., Contributo allo Studio della Malaria nei neonati etc. Gaz. intern. di med. chir. 19. 1913. S. 265.
Fränkel und Kiderlen, Zur Lehre vom Übergang pathogener Mikroorganismen von der Mutter auf den Foetus. Fortschritte d. Med. 17. 1889. S. 641.
Frankl, zit. nach Neißer.
Frascani, Sul passagio del bacillo del tifo dalla madre al feto. Riv. gen. ital. di clinica med. 1892. S. 12 bis 14.

Freund und Levy, Über intrauterine Infektion mit Typhus abdominalis. Berliner klin. Wochenschr. 1895. Nr. 25. S. 539.
— W., Beobachtungen über die Verbreitungsweise der Masern. Monatsschr. f. Kinderheilk. 2. 1903. S. 472.
Friedmann, Deutsche med. Wochenschr. 1901.
Friedländer, zit. nach Neißer.
Friedreich, Virchows Arch. **36**. S. 465.
Führt, Die Erkrankungen des Nabels bei Neugeborenen. Wiener Klinik. 1884. S. 11 u. 12.
Füster, Experimentelle Beiträge zur Frage des Vorkommens von Tuberkelbacillen in Colostrum und Muttermilch. Wiener klin. Wochenschr. 1906. S. 588.
Fumée, zit. nach Kehrer.
Funck, s. Rostoski.
Galtier, Infection prim. du liquide amniotique après la rupture prématuré des membranes. Thèse de Paris. 1895.
Ganghofner und Langer, Über die Resorption genuiner Eiweißkörper im Magendarmkanal neugeborener Tiere und Säuglinge. Münchner med. Wochenschr. 1904. Nr. 34. S. 1497.
Gargano und Fattori, zit. nach Kehrer.
Garnier, s. Roger.
Gärtler, Klin.-therap. Wochenschr. 1898. S. 1236.
Gärtner, Über die Erblichkeit der Tuberkulose. Zeitschr. f. Hyg. u. Infekt.-Krankh. **13**. 1893.
— Zeitschr. f. Gynäk. 1891; zit. nach Runge.
Gast, zit. nach Kehrer.
Gaston, P. L., Hereditäre Syphilis und syphilitische Heredität. Ann. de méd. et de chir. inf. 1906.
Gautier, Ann. d. Gynäk. 1879. S. 321.
Gay and Southardt, On Serum-Anaphylaxis in Guinea-pig. Journ. of Med. Research. **16**. 1907.
Geipel, Über Säuglingstuberkulose. Zeitschr. f. Hyg. u. Infekt.-Krankh. **53**. Heft 1.
— s. Schmorl.
Geisler, zit. nach Jürgensen-v. Pirquet.
Gentili, s. Serra.
Geßner, Über die paraportale Resorption bei Neugeborenen usw. Münchner med. Wochenschr. 1904. Nr. 44.
Gewin, Zur Frage des Amboceptorgehaltes des Säuglingsblutes. Zeitschr. f. Immun. 1. 1909. S. 613.
Geyl, Die Ätiologie der sog. puerp. Infektion des Fötus und des Neugeborenen. Arch. f. Gynäk. **15**. 1880. S. 384.
Gierke, Das Verhältnis zwischen Spirochäten und den Organveränderungen kongenital-syphilitischer Kinder. Münchner med. Wochenschr. 1906. Nr. 9.
Giglio, Zentralbl. f. Gynäk. 1890. Zit. nach Bochenski und Gröbel.
Glatard, La dipht. nasale. Thèse de Paris. 1902.
Gley, s. Camus.
— s. Charrin.
Goto, M., Bemerkenswerte gonorrhoische Affektionen bei Neugeborenen usw. Zikasasshi. **130**. 1911. S. 819. Ref. Zeitschr. f. Kinderheilk. **2**. S. 39.
v. Graff und v. Zubrzycki, Biologische Studien über mütterliches und Nabelschnurblut. Arch. f. Gynäk. **95**. 1912.
Gräffenberg, Einfluß der Syphilis auf die Nachkommenschaft. Ebenda. 87. Heft 1. 1908.
— Über den Zusammenhang angeborener Mißbildungen mit der kongenitalen Syphilis. Deutsche med. Wochenschr. 1908. Nr. 37.
Grancher, Semaine méd. 1888.
— und Straus, zit. nach Gärtner, Zeitschr. f. Hyg. u. Infekt.-Krankh. **73**.
Griffon, s. Landouzy.

Griffon und Abrami, Transmission par l'allaitement de la mère à l'enfant d'agglut. etc. Bull. et mém. Soc. méd. des hôpit. 33. 1906.
Griffini, Comm. prev. letta nell' adunanza a del 20 Luglio 1882 del R. Inst., Lombardo.
Gröbel, s. Bochenski.
Groenouw, Arch. f. Ophth. 52. 1902.
v. Groër und Kassowitz, 1. Über das Verhalten des Diphtherie-Schutzkörpers bei Mutter und Neugeborenen. 2. Über die Natur des Diphtherie-Schutzkörpers des Neugeborenen. Vorträge, gehalten in der Deutschen Gesellsch. f. Kinderheilk. (85. Versamml. Deutscher Naturf. u. Ärzte) in Wien, September 1913.
Grósz, Die Morbidität und Mortalität des Neugeborenen usw. Jahrb. f. Kinderheilk. 40. 1895. S. 198.
Guillemet, Compt. rend. Soc. biol. à Paris. 61. 1901.
Haab, Korrespondenzbl. f. Schweiz. Ärzte. 1881.
Halban, Agglutinationsversuch mit mütterlichem und kindlichem Blute. Wiener klin. Wochenschr. 1900. Nr. 24.
— und Landsteiner, Über die Unterschiede des fötalen und mütterlichen Blutserums usw. Münchner med. Wochenschr. 1902. Nr. 12.
Halberstätter, Müller und Reiche, Berliner klin. Wochenschr. 1908.
Hamburger, F., Biologische Untersuchungen über die Milchverdauung bei Säuglingen. Jahrb. f. Kinderheilk. 62. 1907. S. 478.
— Über Eiweißresorption bei der Ernährung. Ebenda. 64. 1907.
— Antitoxin und Eiweiß. Münchner med. Wochenschr. 1907.
— Klinik der Tuberkulose 1906.
Hamm, Hegars Beitr. 13. 1909.
Hansen, Virchows Arch. 120.
Haslund, Sur un cas de syphilis contractée au moment même de la naissance etc. Ann. de derm. et syphilidogr. 5 série. 2. 1911. S. 1.
Hassenstein, Deutsche med. Wochenschr. 1899. S. 406.
Haukmann, zit. nach Noack.
Haupt, Die Bedeutung der Erblichkeit der Tuberkulose usw. Berlin 1890.
Hauser, Arch. f. klin. Med. 1898.
Hausmann, Die Bindehauterkrankungen des Neugeborenen. Stuttgart 1882.
— Zeitschr. f. Gynäk. 1882.
— Arch. f. Gynäk. 21. 1883.
Hawthorne, C. O., Ein Fall von Arthritis bei Blenorrhoea neon. Lancet. Mai 1902. Ref. Arch. f. Kinderheilk. 40. 1905. S. 216.
Hecker, zit. nach Noack.
Heimann, E. A., Die Tränenschlaucheiterung des Neugeborenen. Deutsche med. Wochenschr. 1903. Nr. 5. S. 86.
Hellendall, Bakterielle Beiträge zur puerperalen Wundinfektion. Hegars Beitr. z. Geb. u. Gynäk. 10. 1906. S. 320.
— Über die Bedeutung des inf. Fruchtwassers für Mutter und Kind. Zeitschr. f. Geb. u. Gynäk. 58. S. 258.
Heller, F., Fieberhafte Temperaturen bei Neugeborenen usw. Zeitschr. f. Kinderheilk. Orig. 4. 1912. S. 55.
Heller, s. Linser.
Henke, Verhandl. d. Versammlung deutsch. Naturf. u. Ärzte. 1906.
Henoch, Vorlesungen über Kinderkrankheiten. 8. Aufl. S. 708.
Henri, s. Dufour.
Herman, Marcus, Vom Tetanus neon. usw. Diss. Kiel 1903.
Hermann und Neumann, Über den Lipoidgehalt des Blutes normaler und schwangerer Frauen sowie neugeborener Kinder. Biochem. Zeitschr. 43. Heft 1—2. 1912. S. 47.
Hernieux, Union méd. 1867; zit. nach Kehrer.
Herrgott, H., Considération sur l'érisipele chez le nouveau-né. La Pathol. inf. 1908. Nr. 7. Ref. Jahrb. f. Kinderheilk. 68. 1908. S. 734.

Heubner, O., Lehrbuch der Kinderheilkunde. 3. Aufl. Leipzig 1911.
Heymann, Mikroskopische und experimentelle Studien über die Fundorte der Provazek-Halberstädterschen Körperchen. Klin. Monatsbl. f. Augenheilk. **49**. 1911. S. 417.
— F., Neuere Arbeiten über die physiologische Blutbeschaffenheit der Schwangeren und Neugeborenen und über die Beziehungen zwischen mütterlichem und fötalem Blut. Folia haemat. **3**. 1906.
Heynemann, Arch. f. Gynäk. **86**. S. 1.
Hildebrandt, Fortschritte d. Med. 1889. Nr. 23.
Hilgermann, R., Die Bakteriendurchlässigkeit der normalen Magendarmschleimhaut im Säuglingsalter. Arch. f. Hyg. u. Infekt.-Krankh. **54**. 1906. S. 335.
Hintze, Über den Einfluß der Influenza auf Schwangere usw. Ref. Zentralbl. f. Gynäk. 1896. Nr. 51. S. 1311.
Hirsch, Arch. f. Augenheilk. **45**. S. 291.
Hirschfeld, s. v. Dungern.
Hitschmann, Zur Frage der placentaren Syphilis. Wiener klin. Wochenschr. 1903.
Hoche, Vierteljahrsschr. f. gerichtl. Med. **27**. 1902. S. 173.
Hocheim, K., Über einige Befunde in den Lungen von Neugeborenen und die Beziehungen derselben zur Aspiration von Fruchtwasser. (Orths Festschr.) Ref. Arch. f. Kinderheilk. **40**. 1905. S. 205.
Hocheisen, Arch. f. Gynäk. **79**. 1906.
Hochsinger, C., Studien über die hereditäre Syphilis. Wien 1898 und 1904.
— Syphilis. Handb. v. Pfaundler-Schloßmann. 2. Aufl. **2**. 1910. S. 401.
Högyes, L'Immunité artificielle contre la rage est-elle héréditaire? Ann. Pasteur. **3**. 1889.
Hofbauer, Grundzüge einer Biologie der menschlichen Placenta usw. Wien und Leipzig 1905.
Hoff, zit. nach Jürgenson-v. Pirquet.
Hoffmann, E., Weitere Mitteilungen über Spiroch. pall. mit Demonstrationen. Sitzungsber. d. Berliner derm. Gesellsch. 12. Dez. 1905.
— Derm. Zeitschr. 1906.
— Experimentelle Untersuchungen über die Infektiosität des Syphilisblutes. Deutsche med. Wochenschr. 1906. Nr. 13. S. 496.
— **Hans**, Zur Frage der placentaren Inf. mit Milzbrand. Diss. Leipzig 1905.
Hofmann, L., Ätiologie des Pemphigus neon. Arch. f. Derm. **118**. 1913.
Hofschitter, Über Parotitis supp. im Säuglingsalter. Gynäk. Rundschau. 1910. S. 597.
Hohenhausen, Experimentelle Beiträge zur Kenntnis der septischen Pneumonien. Diss. Dorpat 1875; zit. nach Runge.
Honjiou, Zeitschr. f. Tuberkulose 1908.
Honl, zit. nach Kehrer.
Horbitz, **Francis**, Über angeborene Tuberkulose. Münchner med. Wochenschr. **60**. 1913. S. 741.
Howitz, Journ. f. Kinderkrankh. **40**. 1863. S. 349.
Huber, Deutsche med. Wochenschr. 1881. Nr. 8.
Hübener, s. Ehrlich.
Hübschmann, Berliner klin. Wochenschr. 1906. Nr. 24.
— Zeitschr. f. Geb. u. Gynäk. 1907.
Hutinel, V., Ref. Jahrb. f. Kinderheilk. **38**. 1904. S. 298.
— Les maladies des enfants. Paris 1909.
Hutzler, Über Säuglingsmasern. Ref. Jahrb. f. Kinderheilk. **64**. 1906. S. 602.
Ibrahim, J., Über eine Soormykose der Haut im frühen Säuglingsalter. Arch. f. Kinderheilk. **55**. 1911. S. 91.
Jäckh, Über den Bacillengehalt der Geschlechtsdrüsen und Sperma tuberkulöser Individuen. Ref. Zentralbl. f. Bakteriol. **18**. 1895. S. 583.
Jacontini, Zentralbl. f. Bakteriol. **32**. S. 79.
Jani, Virchows Arch. **103**.

Janiszewski, Über intrauterine Infektionen mit Typhusabdomen. Münchner med. Wochenschr. 1893. Nr. 38.
Jeanselme, Verhandl. d. Leprakonf. 1897. Zit. nach Wassermann und Keyßer.
Jehle, Über Agglutinationskraft und den bakteriologischen Befund in Föten typhuskranker Mütter. Wiener klin. Wochenschr. 1902. Nr. 20.
— Über Streptokokkenent. usw. Jahrb. f. Kinderheilk. **65**. Erg.-Bd. 1907. S. 40.
Jemma, Rev. mens. des malad. de l'enf. **18**. 1900. S. 541.
Jesionek, Münchner med. Wochenschr. 1911. Nr. 22.
Johannessen, Axel, Die epidemische Verbreitung des Scharlachfiebers in Norwegen. Kristiania 1884.
— Ref. Arch. f. Kinderheilk. **10**. S. 61.
— Arch. f. Kinderheilk. **6**. S. 81.
Johne, Zeitschr. f. Tiermed. 1885.
Jousset, La Tuberculose, Contagion, Hérédité etc. Paris 1899.
Jurewitsch, Über den vererbten und intrauterinen Übergang der agglutinierenden Eigenschaften des Blutes usw. Zentralbl. f. Bakteriol. **33**. 1903. S. 76.
Jürgensen und v. Pirquet, Masern. 2. Aufl. Wien u. Leipzig 1911.
Kaltenbach, Ist Erysipel intrauterin übertragbar? Zentralbl. f. Geb. u. Gynäk. **8**. 1889. S. 689.
— Immunität im Lichte der Vererbung. Virchows Arch. **101**. 1885. S. 14.
Karasawa und Schick, Jahrb. f. Kinderheilk. **72**. 1910. S. 264 u. 460.
Karlinski, Wiener med. Wochenschr. 1888. S. 955.
— Prager med. Wochenschr. 1890. S. 277.
— Zeitschr. f. Tiermed. 1905.
Kasel und Mann, Beitr. zur Lehre von der Gruber-Widalschen Serumdiagnose usw. Münchner med. Wochenschr. 1899. S. 584.
Kassowitz, M., Die Vererbung der Syphilis. Wien 1876.
— Über Vererbung und Übertragung der Syphilis. Jahrb. f. Kinderheilk. **21**. 1884. S. 52. Lit.
— Praktische Kinderheilkunde. Berlin 1910.
— K., s. v. Groër.
Kast, Diss. Bonn 1894.
Kayser, H., Diphtherieantitoxinbestimmung bei Mutter und Neugeborenem. Zeitschr. f. klin. Med. **56**. 1905. S. 17.
Kehrer, Der placentare Stoffaustausch. Würzburger Abhandl. **7**. 1907. Heft 2/3. (Lit. leider ungenau.)
Keim, Über Infektionspforten beim Foetus und Neugeborenen. Ann. de méd. et chir. inf. **9**. S. 109. Ref. Arch. f. Kinderheilk. **45**. 1907. S. 246.
Keller, C., Geburtshilfe und Säuglingssterblichkeit. Monatsschr. f. Geb. u. Gynäk. **34**. 1911. S. 189.
Keyßer, s. v. Wassermann.
Kiderlen, s. Fränkel.
Kien, G., Die Masern in Straßburg usw. Jahrb. f. Kinderheilk. **63**. 1906. S. 139.
Kilbourne, s. Smith.
Kilian, zit. nach Runge.
Kitasato, Zeitschr. f. Hyg. u. Infekt.-Krankh. **12**. 1892. S. 256.
Kitt, Monatsschr. f. prakt. Tierheilk. **4**. S. 2.
Klautsch, Über den Verlauf der Cholera in der Schwangerschaft usw. Münchner med. Wochenschr. 1892. S. 1048.
Kleine und Möllers, Über ererbte Immunität. Zeitschr. f. Hyg. u. Infekt.-Krankh. **55**. 1906.
Kleinschmidt, Die Baktericidine in Frauen- und Kuhmilch. Monatsschr. f. Kinderheilk. **10**. 1911. S. 259.
Klemperer, Arch. f. exper. Path. u. Pharm. **31**.
Klepp, Zeitschr. f. Fleisch- u. Milchhyg. 1896/97.
Klingmüller und Baermann, Ist das Syphilisvirus filtrierbar? Deutsche med. Wochenschr. 1904.

Klose, Zeitschr. f. d. ges. Medizinwesen. Nr. 2. S. 1829.
Kneise, Diss. Halle 1901.
Knoepfelmacher, Med. Klin. 1908. S. 1182.
— Untersuchungen heredo-luetischer Kinder mittels der Wassermannschen Reaktion usw. Wiener klin. Wochenschr. 1909. Nr. 38.
— Das Collessche Gesetz und die neuen Syphilisforschungen. Jahrb. f. Kinderheilk. **71**. 1910. S. 156.
— und Lehndorf, Komplementbindungsvermögen des Serums bei Müttern hereditär-luetischer Säuglinge. Wiener klin. Wochenschr. 1908. S. 450.
Koblanck, Zeitschr. f. Gynäk. 1895. Nr. 28.
Koch, R., Zeitschr. f. Hygiene u. Infekt.-Krankh. 1906.
— und Gaffky, zit. nach Kehrer.
— und Rabinowitsch, Virchows Arch. 1907.
Kohts, zit. nach Kien.
Kollock, zit. nach Kehrer.
Konrádi, Ist die erworbene Immunität vererbbar? Zentralbl. f. Bakteriol. **46**. 1908. S. 139 (Lit.).
— Ist die Wut vererbbar? Zentralbl. f. Bakteriol. **38**. 1905. S. 60.
Kossel, Zeitschr. f. Hyg. u. Infekt.-Krankh. **25**.
— Schütze, Weber und Mießner, Arbeiten a. d. Kais. Gesundh.-Amte. 1903.
— s. Cornet.
Koubasoff, Compt. rend. Ac. Sc. **1**. 1885. S. 101.
Krämer, Beitr. z. Klinik d. Tuberkulose. **9**.
Kraus, R., Über Antikörper der Milch. Zentralbl. f. Bakteriol. **21**. 1897. S. 592.
— Über das Vorkommen der Immunhämagglutinine und Immunhämolysine in der Milch. Wiener klin. Wochenschr. 1901.
— Studien über Immunität und ätiologische Therapie der Syphilis. Sitzungsber. d. Akad. d. Wissensch. Wien. Abt. III. **114**. 1905.
— und Volk, Weitere Studien über Immunität bei Syphilis usw. Wiener klin. Wochenschr. 1906. Nr. 21.
— und Loew. Ebenda. 1899.
Krause, A. K., The inheritance of Tuberculo-protein hypersensitivness in guinea pig. Journ. of Med. Research. **24**. 1911. S. 469.
Kreidl und Mandl, Experimentelle Beiträge zu den physiologischen Wechselbeziehungen zwischen Foetus und Mutter. Sitzungsber. d. Kais. Akad. d. Wissensch. in Wien, mathem.-naturw. Klasse. **113**. 1909.
— Experimentelle Beiträge zur Physiologie des Stoffaustausches zwischen Foetus und Mutter. Zentralbl. f. Physiol. 1903. H. 11.
— Über den Übergang der Immunhämolysine von der Frucht auf die Mutter. Wiener klin. Wochenschr. 1904. Nr. 22. S. 611.
Kriwoschein, Blutdurchfall während der Geburt. Wratsch. 1898. Zit. nach Kehrer.
Kroner, zit. nach Kehrer.
Krönig, Über das bakterienfeindliche Verhalten d. Scheidensekr. Schwangerer. Deutsche med. Wochenschr. 1894. Nr. 43.
— Münchner med. Wochenschr. 1900. Nr. 1.
— Ebenda. 1908. Nr. 47.
— s. Menge.
Krukenberg, Experimentelle Untersuchungen über den Übergang geformter Elemente von der Mutter zur Frucht. Arch. f. Gynäk. **31**.
Kürbitz, s. Beneke.
Küstner, Beitrag zur Lehre von der puerperalen Infektion des Neugeborenen. Arch. f. Gynäk. **11**. 1877. S. 256.
Labbé, Erisipèle ombilical chez un nouveau-né ete. Gaz. hebd. de med. et d. chir. 1897. Nr. 24.
— s. Leroux.
Laederich, s. Landouzy.

Lagriffoul et Pagès, Sur le passage de l'agglutinine etc. Ref. Zentralbl. f. Bakteriol. **35**. 1904.

Laitinen, T., Alkoholeinfluß auf die Empfindlichkeit für Infektionsstoffe. Zeitschr. f. Hyg. **34**. 1900. Heft 2.

Lamers, Arch. f. Gynäk. **95**. 1912.

Landouzy, Rev. de med. 1891.

— et Griffon, Transmission par l'allaitement etc. Compt. rend. Soc. biol. 1897. S. 950.

— — Sem. méd. 1897.

— et Martin. Rev. de méd. 1883.

— et Laederich, Étude expérim. de l'hérédité tuberculeuse. Presse med. **9**. 1911. S. 833.

Landsteiner, Über Agglutinationserscheinungen des normalen menschlichen Blutes. Wiener klin. Wochenschr. 1901. Nr. 46.

— s. Halban.

Langer, Jos., Über Isoagglutinine beim Menschen usw. Zeitschr. f. Heilk. **24** (neue Folge **4**). 1903. S. 111.

— s. Ganghofner.

Lannelongue et Achard, Sur le passage de la propriété agglutinante. Compt. rend. Soc. biol. 1897. S. 255.

Latis, Zieglers Beitr. z. Path. u. path. Anat. **10**.

Lauer, Intrauterine Übertragung von Masern im Inkubationsstadium. Diss. München 1909. Ref. Zentralbl. f. Kinderheilk. **17**. 1912. S. 118.

Laurent, Intrauterine Variola. Lyon méd. 1884. 15. Juni.

Lebedeff, Über Übertragung von Erysipel usw. Wöchentl. klin. Zeitschr. 1886.

— Über intrauterine Übertragung des Erysipels. Zeitschr. f. Geburtsh. **12**. 1886. S. 321.

Lebkühner, Arb. a. d. path. Inst. zu Tübingen. **3**. 1899.

Legry et Dubrisay, Infections à streptocoques par contamination buccale. Presse méd. **28**. April 1894.

Legneux, Deux cas d'infection à staphylocoque des glandes salivaires chez le nouveau-né. Ann. de gynec. 1910. S. 237.

Lehmann, Über einen Fall von Tuberkulose der Placenta. Deutsche med. Wochenschr. 1893. Nr. 9.

— Weitere Mitteilungen über Placentartuberkulose. Berliner klin. Wochenschr. 1894. Nr. 26 u. 28.

Lehndorf, s. Knoepfelmacher.

Leroux, L'hérédosphilis et la lutte antisyphilitique au dispensaire Furtado-Heine. Ann. de méd. et chir. inf. **15**. 1911. S. 337.

— et Labbé, Le sérodiagnostic dans l'hérédosyphilis inf. et la syphilis familiale. Arch. de méd. des enf. **14**. 1911. S. 882.

Lesage, De la dyspepsie et de la diarrhoe verte des enfants du premier âge. Rev. de méd. 1888.

Lesser, Die Vererbung der Syphilis. Deutsche Klin. 1901.

Létienne, s. Demelin.

Leudet, Bull. Acad. de méd. 1885.

Levaditi, Compt. rend Soc. biol. 1905; zitiert nach Neißer.

— et Sauvage, Pénétration du tréponema pallidum dans l'ovule. Compt. rend. Ac. Sc. **143**. 1906. S. 559.

— s. Wallich.

Levy, E., Über intrauterine Infektion mit Pneumonia crouposa. Arch. f. exper. Path. u. Therap. **26**. 1899.

— s. Freund.

Lewis, Journ. of exper. med. **10**. 1908. S. 1 u. 5.

Lewy, Arch. f. exper. Path. u. Pharm. **2**. 1889.

Leyden, Zeitschr. f. klin. Med. 1884.

— Zentralbl. f. Geb. u. Gynäk. 1895. Nr. 28.

Liguières, Arch. de paros. 1903; zitiert nach Wassermann und Keyßer.
Liepmann, Deutsche med. Wochenschr. 1902 u. 1903.
Lindemann und Noack, Der Übergang mütterlicher Scheidenkeime auf das Neugeborene usw. Zentralbl. f. Gynäk. **36**. 1912. S. 991.
Lindner, Gonoblenorrhöe, Einschlußblenorrhöe und Trachom. Arch. f. Ophth. **78**. 1911. S. 345.
Linser und Heller, Arch. f. klin. Med. 1905.
— Verhandl. d. XXII. Kongr. f. inn. Med.
Linzenmeier, Sepsis bei Neugeborenen, ausgehend von den Bednarschen Aphten. Zentralbl. f. Gynäk. 1911. S. 1681.
Lobenstine, Ref. Med. record. **1**. 1908. S. 204.
Löffler, Mitt. a. d. Kaiserl. Gesundheitsamt. **1**. 1881.
— Deutsche med. Wochenschr. 1898.
Loew, s. Kraus.
Löwenstein, Tuberkulöse Immunität. Handb. von Kolle und Wassermann. II. Aufl. **5**. 1913. S. 660.
Lomer, Masern in der Schwangerschaft. Geburt eines mit Masernexanthem behafteten Kindes. Zentralbl. f. Gynäk. 1889. S. 826.
Lommel, Beitrag zur Kenntnis sogenannten Säuglingsimmunität. Med. Klin. 1905. Nr. 25.
Londe, s. Thiercelin.
Longo Tamajo, La diffusione della tuberculosi nei neonati. Riv. di clin. ped. **9**. 1911. S. 473.
Lubarsch, O., Über die intrauterine Übertragung pathologischer Bakterien. Virchows Arch. **124**. S. 47.
Lustig, Ist die für Gifte erworbene Immunität übertragbar? Zentralbl. f. allg. Path. u. path. Anat. **15**. 1904.
Macdonald, A., A case of antenatal Pneumonia. Brit. Med. Journ. 1911. Nr. 2584. S. 1247.
Machiafava, zit. nach Kehrer.
Mac Intosh, S., On the presence of the Spirochaeta pallida in the ova of a congenital syphilitic child. Zentralbl. f. Bakt. **51**. 1909. S. 11.
Madsen, s. Salomonsen.
Maffucci, Über die tuberkulöse Infektion der Hühnerembryonen. Zentralbl. f. Bakt. **5**. 1889.
— Riforma med. 1889.
— Sui prodotti tossici del bac. tub. Policlinico, sez. chir. 1891. 1.
Mahrt, Über den Übergang der Typhusagglutinine von der Mutter auf das Kind. Zentralbl. f. Stoffwechselkrankh. 1901.
Malvoz, Sur la transmission intraplacentaire des microorganismes. Ann. Pasteur. 1888. S. 121.
Mandl, s. Kreidl.
Mann, s. Kasel.
Marchand, Über einen merkwürdigen Fall von Milzbrand bei einer Schwangeren. Virchows Arch. **109**. S. 86.
Marckwald, Ein Fall von epidemischer Dysenterie beim Foetus. Münchner med. Wochenschr. 1901. S. 1920.
Marfan, Les sources de l'infection chez le nourisson. Presse méd. 1895.
— Traité de l'allaitement. 2. Aufl. Paris 1903.
— Preservation de l'enfant etc. Rev. mens. des malad. de l'enf. 1905.
Marshall, zit. nach Sachs.
Martin, Isoagglutinine bei Menschen. Zentralbl. f. Bakt. **39**. 1905.
— s. Landouzy.
— s. Sevestre.
Martins, Verhandl. d. LXXIII. Vers. d. Gesellsch. deutsch. Naturf. u. Ärzte. Hamburg 1901.
Massaglia, zit. nach Kehrer.

Massone, M., Placenta umana e reatione di Wassermann. Pathologica. 1911. Nr. 60. S. 206.
Mathes, Monatsschr. f. Geb. u. Gynäk. 19. 1904.
di Mattei, Estratto di Bull. Acad. med. di Roma. 8. 1885/88.
Matzenauer, R., Die Vererbung der Syphilis und ist eine paterne Übertragung erwiesen? Wiener klin. Wochenschr. 1903. Nr. 7. S. 175.
— Die Vererbung der Syphilis. Wien 1905.
Mayerhof, M., Über die epidemische gonorrhoische Augenentzündung. Aeg. klin. Jahrb. 24. 1911. S. 381.
Menetier-Duval, Bull. et mém. Soc. méd. des hôpit. 1906.
Menge und Krönig, Bakteriologie des weiblichen Genitalkanals. 1897.
Mentberger, V., Entwicklung und gegenwärtiger Stand der Arsentherapie der Syphilis usw. Jena 1913.
Merkel, Über Vererbung der Präcipitinreaktion. Münchner med. Wochenschr. 1909. Nr. 8.
Mertens, Deutsche med. Wochenschr. 1901. Nr. 11.
Mesnil, Bull. Past. 1908; zit. nach Wassermann und Keyßer.
Metchnikoff, L'Immunité dans les Maladies infectieuses. Paris 1901.
— La Syphilis experimentale. Bull. Pasteur 1905.
Meyer, S., Petersburger med. Wochenschr. 1891; zit. nach Runge.
Michelazzi, Ricerche sperim. intorno al marasum dei lattanti nutriti con latte steril. di animali tuberc. Suppl. al Policlinico 1900.
de Michele, Ricerche sperim. sul potere tossico del latte di animali tuberc. Pediatria. 8. 1894. S. 228.
Michiels und Schick, Die Intracutanreaktion des Menschen auf Diphtherietoxininjektionen. Festschr. für Kassowitz. 1912.
— Über die Wertbestimmung des Schutzkörpergehalts des menschlichen Serums usw. Zeitschr. f. Kinderheilk. 5. 1912. Heft 5.
Miesmer, s. Kossel.
Milligan, s. Ballantyne.
Mironesco, s. Babes.
Möller, Bericht nach der Influenzaepidemie im Februar 1900 in der Geb.-Klinik in Greifswald. Deutsche med. Wochenschr. 1900. Nr. 29. S. 467.
Möllers Zeitschr. f. Hyg. 1906.
— s. Kleine.
Mohn, Die Veränd. v. Placenta, Nabelschnur und Eihäuten bei Syphilis. Zeitschr. f. Gynäk. u. Geb. 59. 1906.
Moll, L., Über das Verhalten des jugendlichen Organismus gegen artfremdes Eiweiß usw. Jahrb. f. Kinderheilk. 68. 1908. S. 1.
— Diskussionsbemerkung zum Vortrag von Zarfl (s. dort).
Monobe, s. Sugai.
Monti, Arch. f. Kinderheilk. 2. 1881. S. 405.
Morax, V., Les nouvelles recherches sur l'ophtalmie non-gonococcique du nouveauné, „l'ophtalmie à inclusions". Ann. de gynec. et d'obst. 8. 1911. S. 353.
Morgenroth und Braun, Die Vererbungsfrage in der Immunität. Handb. von Kolle u. Wassermann. II. Aufl. 2, 2. 1913. S. 1155.
Morisani, Sopra un caso di pust. maligna non trasmessa della madre al feto. Morgagni. Aug. 1886. S. 523.
Moro, Jahrb. f. Kinderheilk. 61. 1905.
— Arch. f. Kinderheilk. 43. 1906.
Morse, Fötaler und infantiler Typhus. Arch. of Paed. 1900. Nr. 12. Ref. Arch. f. Kinderheilk. 34. S. 434.
Moser, P., Masern. Handb. von Pfaundler-Schloßmann. 2. II. Aufl. 1910.
— s. Czerny.
Mosny, Rev. de la tuberculose. 1899. Lit.
Mossé, Réaction agglutinine du serum d'enfant nés de mères typh. Semaine méd. 1897. S. 76.

Mossé et Dennie, Séroreaction chez l'enfant usw. Compt. rend. Soc. biol. 1897.
— Zentralbl. f. allg. Path. 1899. Nr. 7.
Moussu, G., Le lait des femmes tuberculeuses. Compt. rend. Soc. biol. **61.** 1901. S. 17.
Much, Über die antitoxische Funktion und Eiweiß. Münchner med. Wochenschr. 1907. Nr. 52.
— s. Roemer.
Mucha und Scherber, Über den Nachweis der Spirochaeta pallida in syphilitischen Geweben. Wiener klin. Wochenschr. 1906. Nr. 6.
Müller, P. Th., Infektion und Immunität. 4. Aufl. Jena 1912.
— G., Über Agglutinine normaler Tiersera. Diss. Bonn 1901.
— P., Handbuch der Kinderkrankheiten von Gerhardt. **2.** 1877. S. 159.
— R., Zur Verwertbarkeit der Komplementbindungsreaktion für die Diagnose der Syphilis. Wiener klin. Wochenschr. 1908. Nr. 9.
— s. Halberstätter.
Mulzer, Das Vererbungsproblem bei der Syphilis. Arch. f. Derm. **113.** 1912.
— s. Uhlenhuth.
Nattan-Larrier, L'hérédo-contagion des spirilloses. Ann. Pasteur. **25.** 1911. S. 733.
— et Brindeau, Compt. rend. Soc. biol. à Paris. **60.** 1906.
Nauwerk und Flinzer, Paratyphus und Melaena des Neugeborenen. Münchner med. Wochenschr. 1908. S. 1217.
Neißer, A., Arbeiten a. d. Kais. Gesundh.-Amte. 1911.
— Beitrag zur Pathologie und Therapie der Syphilis. Berlin 1911.
— und Scholtz, zit. nach Neißer.
Netter, De la transmission de pneumonie et de l'infection pneumonique de la mère au foetus. Semaine méd. 1889. Nr. 11.
— Bull. Soc. anat. April 1886. Ref. Deutsche med. Wochensch. 1889. S. 449.
— Compt. rend. Soc. biol. à Paris. 1889.
Neuhauß, Berliner klin. Wochenschr. 1886. Nr. 6 u. 24.
Neumann, H., Ernährungsweise und Infektionskrankheiten im Säuglingsalter. Deutsche med. Wochenschr. 1895. Nr. 50. S. 841.
— s. Cohn.
— Jul., s. Ed. Hermann.
Niederhof, Ein Fall von intrauteriner erworbener Streptokokkenpneumonie bei stehender Blase. Diss. Freiburg 1909.
Noack, Der Übergang von mütterlichen Scheidenkeimen auf das Kind während der Geburt. Zeitschr. f. Geb. u. Gynäk. **72.**. 1912. S. 739. Lit.
— s. Lindenmann.
Noeggerath, Das Stillverbot bei Tuberkulose usw. Prakt. Ergebn. d. Geburtsh. u. Gynäk. **4.** 1911. S. 1.
Nonewitsch, Über tuberkulöse Milch. Protok. d. K. Wilnaer med. Gesellsch. 1900; zit. Zentralbl. f. Bakteriol. **29.** 1901. S. 955.
Opitz, Med. Klin. 1908.
Orlowski, zit. nach Scheib.
Ostmann, Beitrag zur Ätiologie der akuten Cerebrospinalmeningitis; zit. nach Bochenski und Gröbel.
Ottenberg, s. Schwarz.
Otto, Das Theobald Smithsche Phänomen der Serumüberempfindlichkeit. v. Leudhold-Gedenkschrift. **1.** 1906.
— Zur Frage der Serumempfindlichkeit. Münchner med. Wochenschr. 1907.
Paaschen, Münchner med. Wochenschr. 1905.
Pacchioni und Cavalieri, Untersuchungen über die antitryptische Wirkung des kindlichen Blutes. Riv. di clinica ped. 1904.
Pagès, s. Lagriffoul.
Pallesen, J., Über akute Infektionen Neugeborener usw. Diss. Kiel 1913.
Palm, Beiträge zur Vaccination Schwangerer, Wöchnerinnen und Neugeborener. Arch. f. Gynäk. **62.** 1901. S. 348.

Paltauf, R., Wiener klin. Wochenschr. 1888.
Panichi, Pneumokokkenschutzkörper. Ref. Zentralbl. f. Bakt. 39. 1907.
Pasini, A., Nachweis der Spirochaete Pallida in den Zahnkeimen bei hereditärer Lues. Österr. Zeitschr. f. Stomatolog. 7. Jahrg. 1909. Heft 4. S. 97.
Passini, Der epidemische Pemphigus des Neugeborenen. Morgagni. 44. 1903. Ref. Arch. f. Kinderheilk. 40. 1905. S. 208.
Pasteur, Paris 1870; zit. nach Wassermann und Keyßer.
Patron, Recherches expérim. sur le lait de femmes tuberc. Thèse de Paris 1909.
Paulsen, Münchner med. Wochenschr. 1901. S. 104.
Pauli, Über Placentartyphus usw. Bull. John Hopkins Hosp. Baltimore. 1908. Nr. 212.
Péhu et Chevalier, Tuberculose congénitale. Arch. de méd. des enf. 1 u. 2. 1908.
Perrond, zit. nach Kehrer.
Perroncito, zit. nach Kehrer.
— und Carita, Ann. Pasteur. 1887.
Peters, Zeitschr. f. Augenheilk. 1899; zit. nach Noack.
Pfaundler, M., Die Antikörperübertragung von Mutter auf Kind. Arch. f. Kinderheilk. 47. 1908. S. 260. Lit.
Pflanz, s. Schmid.
Philippe-Saint, s. Chambrelent.
Piéry, Ref. Zentralbl. f. Gynäk. 1901. Nr. 16. S. 415.
Pillon, Reaktion de Wassermann chez le nouveau-né. Lyon méd. 117. 1911. S. 112.
Pincherle, M., Osservazioni cliniche e ricerche sulla flora dell' intestino in due casi di atresia anale. Riv. di clinica ped. 9. 1911. S. 278.
v. Pirquet, C., Ist die vaccinale Frühreaktion spezifisch? Wiener klin. Wochenschr. 1906. S. 2408.
— Klinische Studien über Vaccination und vaccinale Allergie. Leipzig und Wien 1907.
— Allergie. Ergebn. d. inn. Med. u. Kinderheilk. 1. Berlin 1908.
— s. Jürgensen.
Planchu et Devin, Le prématuré de mère tuberculeuse. Lyon méd. 116. 1911. S. 72.
Polano, Experiment. Beitr. zur Biologie der Schwangerschaft. Habilitationsschr. Würzburg 1904. Lit.
— Der Antitoxinübergang von der Mutter auf das Kind. Zeitschr. f. Geb. u. Gynäk. 53. Heft 3.
Pollak, Das Kind in tuberkulösem Milieu. Zeitschr. f. Kinderschutz u. Jugendfürsorge. 3. 1911. S. 225.
Popoff, zit. nach Cramer.
Porak et Durante, Arch. de méd. des enf. 1901. Ref. Arch. f. Kinderheilk. 35. 1903.
Pospischill, zit. nach Escherich und Schick.
Prat, s. Boisseau.
Prettner, Die Bildung von Schutzstoffen im Fötalleben. Zeitschr. f. Hyg. u. Infekt.-Krankh. der Haustiere. 1. 1905. Heft 1.
v. Prowazek, Arbeiten a. d. Kaiserl. Gesundh.-Amte. 1903.
Rabinowitsch, Die Infektiosität der Milch tuberkulöser Kühe usw. Zentralbl. f. Bakteriol. Ref. 34. 1903. S. 225.
— s. Koch.
Radaeli, Ricerche sulla Spirochaeta pallida nella sifilide acquista ed ereditaria. Giorn. ital. delle mal. veneree. 1906. S. 151.
Raineri, Infektionswege des Fruchtwassers usw. Gynäk. Rundschau 1907. Nr. 23 u. 24. S. 903 u. 950.
Ransom, zit. nach Roemer; s. auch Berliner klin. Wochenschr. 1901.
Rapin et Fortineau, Sur les toxines du bac. tuberc. dans le lait de femmes tuberc. Gaz. des hôpit. 1908. Nr. 52.
Ravaut et Le Sourd, zit. nach Neißer.
Regnier, zit. nach Kehrer.

Reher, Arch. f. exper. Path. 19. 1885.
Reicher, s. Halberstätter.
Remlinger, Contribution à l'étude de la transmission héréditaire de l'immunité. Ann. Pasteur. 1899. S. 129.
de Renzi, La tisichezza polmonare 1883. Zit. nach Wassermann und Keyßer.
Resinelli, G., Ferrara 1901.
— Annali di ost. e gin. 1902.
v. Reuß, Über transitorisches Fieber bei Neugeborenen. Zeitschr. f. Kinderheilk. 4 (Orig.-Bd.). 1912. S. 32.
— Indicanurie während der ersten Lebenswochen. Demonstr. in d. päd. Sektion d. Gesellsch. f. inn. Med. u. Kinderheilk. in Wien. Sitzung v. 18. Mai 1911. Ref. Zeitschr. f. Kinderheilk. 1. 1912.
Riche, s. Charrin.
Richter, Berliner tierärztl. Wochenschr. 1906.
Rickert, Mag. f. d. ges. Tierheilk. 39. 1873. S. 162.
Rietschel, Hans, Über kongenitale Tuberkulose. Jahrb. f. Kinderheilk. 10. 1909. S. 62.
— Über den Infektionsmodus bei der kongenitalen Syphilis. Med. Klin. 1909. Nr. 18. S. 658.
Riffel, Mitteilungen über die Erblichkeit und Infektiosität der Schwindsucht. Braunschweig 1892.
Rindfleisch, Verhandl. d. Versamml. deutsch. Naturf. u. Ärzte in Bremen 1890.
Ritter, Beitrag zum Nachweis der Spirochaeta pallida in syphilitischen Produkten. Münchner med. Wochenschr. 1906. Nr. 41.
Robin et Binet, Compt. rend. d. l'Acad. de méd. 1901.
Rodella, Experimenteller Beitrag zur Serumreaktion bei Proteus vulg. Zentralbl. f. Bakteriol. 27. 1899.
Römer, Untersuchungen über intrauterine und extrauterine Antitoxinübertragung usw. Berliner klin. Wochenschr. 1901. Nr. 46. S. 1151.
— Zeitschr. f. Heilk. 32.
— und Much, Antitoxin und Eiweiß. Jahrb. f. Kinderheilk. 63. 1906. S. 684.
Röthler, G., Über seltene Infektionen Neugeborener. Deutsche med. Wochenschr. 1910. Nr. 39. S. 1813.
— Ein Fall von Buhlscher Krankheit. Deutsche med. Wochenschr. 1911. Nr. 12. S. 545.
— Ätiologisch merkwürdige Erkrankungen bei Neugeborenen. Monatsschr. f. Geb. u. Gynäk. 31. S. 534.
Roger et Garnier, Compt. rend. Soc. biol. 52. 1900. S. 175.
Rohlff, Diss. Kiel. 1889.
Romano, Sopra un caso di pustula maligna non trasmessa della madre al feto. Morgagni. 1. Juli 1888.
Rosenau und Anderson, Hyg. Labor. Washington Bull. 1906. S. 29; 1907. S. 36 u. 38; 1908. S. 45; 1909. S. 50.
Rosenberger, s. Wilson.
Rosenblatt, Virchows Arch. 115.
Rosinski, Zeitschr. f. Geb. u. Gynäk. 22. 1891.
— Deutsche med. Wochenschr. 1891. Nr. 16.
Rostoski und Funck, Disk. in den Verh. des XXII. Kongr. f. inn. Med. 1905.
Rostowzew, Über die Übertragung von Milzbrandbacillen beim Menschen von der Mutter auf die Frucht usw. Zeitschr. f. Geb. u. Gynäk. 37. 1897.
Rouvier, Un cas d'Erysipèle chez un nouveau né. Bull. de la Soc. d'obst. et de gyn. de Paris. 1. 1912. S. 87.
Runge, Mitteilung über intrauterine Übertragung des Erysipels. Zentralbl. f. Gynäk. u. Geb. 8. 1884. S. 761.
— Krankheiten der ersten Lebenstage. 3. Aufl. Stuttgart 1906.
Sabella, P., Ancora sulla Malaria Congenita. Il Policlinico. Ser. med. 18. 1911. S. 145. Lit.

Sabouraud, Compt. rend. Soc. biol. à Paris. 1891.
Sabrazès s. Chambrelent.
Sachs, Hans, Über Differenzen der Blutbeschaffenheit in verschiedenen Lebensaltern. Zentralbl. f. Bakteriol. **34**. 1903. S. 7, 686.
— Die Hämolysine usw. Lubarsch-Ostertag. II. Jahrg. 1907.
Salge, Über den Übertritt von Antitoxin durch die Darmwand usw. Jahrb. f. Kinderheilk. **60**. 1904.
— Immunisierung durch Milch. Jahrb. f. Kinderheilk. **61**. 1905. S. 4.
— Kann eine an Scharlach erkrankte Mutter stillen? Berliner klin. Wochenschr. 1905. S. 1149.
— Die Bedeutung der Infektion für die Neugeborenen usw. Berliner klin. Wochenschrift. 1906. Nr. 10. S. 294.
Salomonsen et Madsen, Recherches sur la manche de l'immunisation etc. Ann. Pasteur. **11**. 1897. S. 315.
Salus, H., Masern in der Schwangerschaft. Prager med. Wochenschr. 1899. Nr. 9. S. 236.
Sanchez Toledo, Arch. d. méd. expér. 1889; zit. nach Wassermann u. Keyßer.
de Sandro e Tria, Sa siero reazione nei sani di fronte al gruppo del coli, tifo etc. Riforma med. 1910. Nr. 15. Ref. Zeitschr. f. Immun. II. 1910. S. 1184.
Santi, Soc. toscan. d'ost. e gin. Firenze 1903; zit. nach Heymann.
Sassenhagen, Über die biologischen Eigenschaften der Colostral- und Mastitismilch. Diss. Bern 1911.
Schäfer, Demonstration von drei serologischen Versuchen zur Kenntnis von mütterlichem und kindlichem Serum. Ref. Zentralbl. f. Gynäk. u. Geb. **35**. 1911. S. 1617.
Schalck, Diss. Straßburg 1910.
Schaudinn, Arbeiten a. d. Kais. Gesundh.-Amte. 1903 u. 1907.
Scheib, A., Über intrauterine Erysipelinf. des Neugeborenen. Zeitschr. f. Geb. u. Gynäk. **58**. 1906. S. 258. Lit.
Schenk, J., Untersuchungen über das biologische Verhalten des mütterlichen und kindlichen Blutes usw. Monatsschr. f. Geb. u. Gynäk. **19**. 1904. S. 159, 344, 568.
— Untersuchungen über Tuberkuloseantikörper und der Übergang von Mutter auf Kind. Folia serol. **2**. 1909. S. 7.
— Verhandl. d. Gesellsch. deutsch. Naturf. u. Ärzte. Breslau 1904.
Scherber, s. Mucha.
Schick, s. Escherich.
— s. Karasawa.
— s. Michiels.
Schild, Zeitschr. f. Hyg. u. Infekt.-Krankh. **19**. 1885.
Schkarin, Über Präcipit. bei Neugeborenen. Arch. f. Kinderheilk. **46**. 1907. S. 351.
Schlichter, Beitrag zur Ätiologie der Säuglingsdiphtherie. Arch. f. Kinderheilk. **14**. 1892. S. 129.
Schlimpert, Spirochätenbefunde in den Organen cong. syphilitischer Neugeborener. Deutsche med. Wochenschr. 1906. Nr. 26.
Schloßmann, Über die Leistungsfähigkeit der weiblichen Milchdrüsen usw. Monatsschr. f. Geb. u. Gynäk. **17**. 1903. S. 1311.
— Monatsschr. f. Kinderheilk. **4**. 1905.
— Arch. f. Kinderheilk. **41**.
— und Engel, Zur Frage der Entstehung der Lungentuberkulose. Deutsche med. Wochenschr. 1906. Nr. 27.
Schmid und Pflanz, Über das Verhalten der Frauenmilch zum Diphtherietoxin. Wiener klin. Wochenschr. 15. Oktober 1896.
Schmidt, Diss. Erlangen. 1896.
Schmidtlehner, Übergang der Toxine von der Mutter auf die Frucht. Zeitschr. f. Geb. u. Gynäk. **52**. 1904.
Schmorl, Münchner med. Wochenschr. 1904. S. 167.
— Verhandl. d. Deutschen path. Gesellsch. 1904. S. 100.

Schmorl, Zentralbl. f. allg. Path. u. path. Anat. 1904.
— und Geipel, Münchner med. Wochenschr. 1904. Nr. 38.
— und Kockel, Zieglers Beitr. z. Path. u. path. Anat. **16**.
— und Birch-Hirschfeld. Ebenda. **9**.
Scholtz, Hyg. Rundschau. 1898.
— s. Neißer.
Schreiber, zit. nach Kehrer.
Schuhmacher, Beitrag zur Frage des Überganges der im Serum gesunder und typhuskranker Wöchnerinnen enthaltenen Agglutinine auf den kindlichen Organismus. Zeitschr. f. Hyg. **37**. 1901. S. 323. Lit.
Schukowski, Ein Fall von Röteln bei einem Neugeborenen. Jahrb. f. Kinderheilk. **58**. 1903. S. 874.
Schütz, A., Zur Kenntnis der natürlichen Immunität des Kindes im ersten Lebensjahre. Jahrb. f. Kinderheilk. **61**. 1905. S. 122.
— Die placentare Übertragung der natürlichen Immunität. Berliner klin. Wochenschrift. 1905. Nr. 40. S. 1273.
Schütze, s. Kossel.
Schwartz and Ottenberg, The haemorrhagic disease of the newborn etc. Amer. Journ. of Med. Sc. **140**. 1910. Nr. 1.
Sclavo, Giorn. della R. Acad. di med. di Torino. **42**. Heft 1909/10.
Scordo, Über die experimentelle Infektion der Ziege mit dem Eberthschen Bacillus. Zentralbl. f. Bakteriol. **57**. 1911. S. 290.
Segále, Mario, Ricerche anat. patol., batteriolog. e biochemiche su tre feti di colerose. Pathologica. **5**. 1913. S. 200.
Seiffert, Verhandl. d. Gesellsch. f. Kinderheilk. München 1899.
Seige, Arbeiten a. d. Kais. Gesundh.-Amte. 1903.
Seitz, v. Winckels Handb. d. Geburtsh. 1906.
Sereni, Sulla trasmissibilità dei parasiti della Malaria della madre al feto. Boll. della R. Acad. med. di Roma. 1903. Fasc. 1, 2, 3.
— Clinica ost. 5. Jahrg. Nr. 2. S. 41; zit. nach Kehrer.
Serra e Gentili, 'Reazione di Wassermann nel sangue del cordone ombelic., nel sangue materno etc. Ann. di ost. e gin. **33**. 1911.
— Patologica. **3**. 1911.
Sevestre et Martin, Traité des maladies de l'enfance. Paris 1897.
Siccard, s. Vidal.
Silbermann, Arch. f. klin. Med. **34**. 1884.
Simon, Zeitschr. f. Geb. u. Gynäk. **17**. S. 133.
Simmonds, Über den diagnostischen Wert des Spirochätennachweises bei Lues cong. Münchner med. Wochenschr. 1906. Nr. 27.
Sitzenfrey, Die Lehre von der kongenitalen Tuberkulose. Berlin 1909.
— Reichs-Med.-Anzeiger. 1910.
Smaniotto, E., 1. Su di un caso di rinite difterica etc. 2. Su di un caso di pseudodifterite etc. Pediatria. 5. Jahrg. 1897. S. 161.
Smith and Kilbourne, Ann. rep. of Amer. indust. Washington 1893; zit. nach Wassermann und Keyßer.
Sobernheim, Syphilisspirochäte. Handb. von Kolle-Wassermann. 2. Aufl. 7. 1913. S. 745.
Sohma, Über die Ausscheidung von Antitoxinen und Präcipitinen durch die Milchdrüse bei passiv immunisierter Mutter. Monatsschr. f. Geb. u. Gynäk. **30**. 1909. S. 475.
— s. v. Eisler.
Sorgente, Sopra un caso di morbo di Ritter. Vortrag am VII. Kongr. der ital. Gesellsch. f. Pädiatrie, 20.—24. April 1911. Riv. di clinica ped. **9**. 1911. S. 473.
Southardt, s. Gay.
Spano, Rev. de la tuberculose. 1893.
Speier, E., Zur Kasuistik des placentaren Überganges der Typhusbacillen usw. Diss. Breslau 1897.

Sperk, Masernerkrankungen bei unterjährigen Kindern. Ref. Jahrb. f. Kinderheilk. **70**. 1909. S. 505.

Spitz, Die Rekurrensepidemie in Breslau im Jahre 1879. Arch. f. klin. Med. **26**. S. 139.

Staub, Berliner klin. Wochenschr. 1893. Nr. 49.

Stäubli, Über die Bildung der Typhusagglutinine und den Übergang von der Mutter auf die Deszendenten. Zentralbl. f. Bakteriol. **36**. S. 291 u. 441.

— Beitrag zur Frage der biologischen Beziehungen zwischen Mutter und Kind. Arch. f. Kinderheilk. **49**. 1909. S. 321.

Sticker, Verhandl. d. Leprakonferenz 1897; zit. nach Wassermann und Keyßer.

— G., Der Keuchhusten. 2. Aufl. Wien und Leipzig 1911.

Stöckel, Münchner med. Wochenschr. 1904.

Stratz, Zur Frage vom intrauterinen Erysipel. Zentralbl. f. Geb. u. Gynäk. **9**. 1885. S. 213.

Straus et Chamberland, Arch. de physiol. **1**. 1883. S. 436.

— s. Grancher.

Sugai, T., Leprabacillen im Blut des leprösen Neugeborenen usw. Mitt. d. med. Gesellsch. in Tokio. **25**, I. 1911.

— und Monobe, Über die Leprabacillen in strömendem Blut des Neugeborenen aus leprösen Familien. Mitt. d. med. Gesellsch. zu Osaka. **10**. 1911. S. 7.

Taege, Erfolgreiche Behandlung eines syphilitischen Säuglings durch Behandlung seiner stillenden Mutter mit „606". Münchner med. Wochenschr. 1910. Nr. 33.

Tchitchkine, Ann. Pasteur. 1904.

Terrien, E., Les diphteries méconnues de l'enfance. Ann. de méd. et chir. inf. **15**. 1911. S. 149.

Thibierge, zit. nach Neißer.

Thiercelin et Londe, Méd. mod. 1893; zit. nach Wassermann und Keyßer.

Thiers, s. Dufour.

Thomas, v. Ziemßens Handb. d. spez. Path. u. Therap. **2**.

— Compt. rend. de l'Acad. des Sc. 1894.

— s. Arloing.

Thomsen, Oluf, Pathologisch-anatomische Veränderungen bei Syphilis. Zieglers Beitr. z. Path. u. path. Anat. **38**. S. 24.

— Wassermannsche Reaktion mit Milch. Berliner klin. Wochenschr. 1909. Nr. 46. S. 2052.

— Über die Spezifität der Serumanaphylaxie usw. Zeitschr. f. Immun. **1**. 1909. S. 741.

— und H. Boas, Wassermannsche Reaktion bei kongenitaler Syphilis. Berliner klin. Wochenschr. 1909. Nr. 12. S. 539.

Thorner, Ein Fall von Pneumonia crouposa congenita. Diss. München 1884.

Tissier, H., Recherches sur la Flore intestinale etc. Paris 1900.

— Diskussionsbemerkung zu M. Bonnaire, Hémophilie chez un nouveau-né etc. Bull. de la Soc. d'obstétr. de Paris. **14**. 1911. S. 272.

Tizzoni und Cattani, Zieglers und Nauwerks Beitr. z. Path. u. path. Anat. **3**. S. 203.

— — Zentralbl. f. d. med. Wiss. **8**.

— und Centanni, Die Vererbung der Immunität gegen Rabies von dem Vater auf das Kind. Zentralbl. f. Bakt. **13** (Orig.-Bd.). 1893. S. 81.

Toch, Prager med. Wochenschr. 1895.

v. Torday, Budapesti orvori. Ujsag. 1911. S. 11; zit. nach Mentberger.

La Torre, zit. nach Morgenroth und Braun.

Townsend, A case of cong. Influenza. Arch. of Paed. 1891.

Tria, s. Sandro.

Trinchese, Münchner med. Wochenschr. 1910.

Truche et Alilaire, Immunité héréditaire de la chèvre vis-à-vis de la ricine. Ann. Pasteur. **25**. 1911. S. 190.

Tsutsny, zit. nach Scheib.

Turban, Zeitschr. f. Tuberk. u. Heilstätten. 1900.

Turton und Appleton, Brit. Med. Journ. 13. April 1907.

Ufreduzzi, s. Foà.
Uffenheimer, Die Durchlässigkeit des Magendarmkanals neugeborener Tiere für Bakterien und genuine Eiweißstoffe. Münchner med. Wochenschr. 1905. Nr. 32.
— Weitere Studien über die Durchlässigkeit des Magendarmkanals usw. Deutsche med. Wochenschr. 1906. Nr. 46. S. 1851.
— Zur Frage der intestinalen Eiweißresorption. Jahrb. f. Kinderheilk. **64**. 1906. S. 383.
Uhlenhuth, 5. Tag der fr. Vers. f. Mikrob. 1911.
— und Mulzer, Über die Infektiosität der Milch syphilitischer Frauen. Deutsche med. Wochenschr. **39**. 1913. Nr. 19. S. 819.
Underhill, Brit. Med. Journ. 1874. S. 811; zit. nach Kehrer.
Vaillard, Sur l'hérédité de l'immunité acquise. Ann. Pasteur. 10. Jahrg. 1896. Nr. 2.
Vallin, Rapports au Congrès de la Haye 1884; zit. nach Cozzolino.
Vaughan and Wheeler, The effect of egg-white and its split products on animals; a study of susceptibility and immunity. Journ. of inf. dis. **4**. 1907.
— A study of susceptibility and immunity. Meeting of Assoc. of Amer. physiol. Washington 1907.
Veit, S., Klinische Vorlesungen; zit. nach Noack.
Versé, Med. Klin. 1906; zit. nach Wassermann und Keyßer.
Vészprémis, Ein Fall von kongenitaler Tuberkulose. Zentralbl. f. allg. Path. u. path. Anat. 1904. S. 483.
Vignal, Semaine méd. 1891.
Villaret, s. Crouzon.
Vinay, Brit. Med. Journ. 1898.
Virchow, Deutsche med. Ztg. 1886.
Vitanza, Sulla transmissibilita dell'infezione della madre al feto. Riforma med. 1890. Nr. 48 u. 49. Ref. in Baugartners Jahresber. **6**. S. 392.
Viti, Pneumonische Infektion des Foetus. Riforma med. 1890. Ref. Zentralbl. f. Gynäk. 1891. S. 166.
Voigt, L., Impfschutz und Variolavaccine. Deutsche med. Wochenschr. 1898. S. 32.
— Über den Einfluß der Pockenkrankheit auf Menstruation, Schwangerschaft und Fötus. Volkmanns Samml. klin. Vortr. N. F. 1894. Nr. 112.
Volk, s. Kraus.
Volpino, s. Bertarelli.
Voron, M., De la survie des enfants d'accouchées atteintes de Tuberculose pulmon. Bull. de la Soc. d'obstétr. de Paris, et des réunions obstétr. de Lyon, de Montpellier et de Lille. **14**. 1911. S. 61.
Wallich, Bericht über eine Beobachtung, betitelt: „Fall von hereditärer Syphilis Sauvage et Levaditi." Compt. rend. de la Soc. d'obst. et paed. de Paris. **8**. 1906.
— und Levaditi, Ann. de Gyn. et d'obst. **3**. 1906.
— — Compt. rend. Soc. biol. à Paris. **60**. 1906.
Walsh, J., A plea against the teaching of a hereditary praedisposition to Tuberculosis. Tuberculosis. **10**. 1911. S. 213.
Walther, Zieglers Beitr. z. Path. u. path. Anat. **16**.
Warthin, A. H., Congenital syphilis of the heart. Amer. Journ. of Med. Sc. **141**. 1911. S. 398.
— and Cowie, Journ. of inf. dis. 1904.
Wassermann, A. v., Über eine epidemisch aufgetretene septische Nabelinfektion Neugeborener. Virchows Arch. **165**. 1901. S. 342.
— Zeitschr. f. Hyg. u. Inf.-Krankh. **17**.
— s. Ehrlich.
— und Keyßer, Erbliche Übertragung von Infektionskrankheiten. Handb. von Kolle u. Wassermann. 2. Aufl. **1**. 1913. S. 659.
— und Lange, Serodiagnostik der Syphilis. Ebenda. **7**. 1913. S. 951.
Watson, zit. nach Sticker.
Weber, s. Kossel.
Wechselmann, Postkonzeptionelle Syphilis und Wassermannsche Reaktion. Deutsche med. Wochenschr. 1909. Nr. 15. S. 665.

Weckers, Étiologie de l'ophtalmie purulente des nouveau-nés etc. Le Scalpel. **64.** 1912. S. 617.
Wegelius, W., Untersuchungen über die Antikörperübertragung von Mutter auf Kind. Arch. f. Geb. u. Gynäk. **94.** 1911. S. 266.
Weichselbaum und Bartel, Wiener klin. Wochenschr. 1905. Nr. 10.
Welck, W. M., Variola in der schwangeren Frau und dem Foetus. Philad. med. times. 1878. Ref. f. Gynäk. 1878. Nr. 22. S. 531.
Weleminsky, s. Basch.
Wernicke, Über die Vererbung der künstlich erzeugten Diphtherieimmunität. Festschr. z. Feier d. med.-chir. Friedrich-Wilhelm-Instituts. 1895. S. 525.
Westermayer, Diss. Erlangen 1893.
Wheeler, s. Vaughan.
Widal, s. Chantemesse.
— und Siccard, Transmission de la subst. agglutinante typhique par l'allaitement. Semaine méd. 1897. S. 282.
Wilson und Rosenberger, Journ. of Amer. Med. Assoc. 1909.
Wlaeff, Transmission de l'immunité. Ref. Bull. de l'Inst. Pasteur. 1904.
Wolff, M., Über Vererbung von Infektionskrankheiten. Virchows Arch. **112.** 1888.
— s. auch Virchows Arch. **105.**
— Über Vaccination neugeborener Kinder. Ebenda. **117.** 1889. S. 357.
— Festschr. f. Virchow. Berlin 1891.
Wolfram, Über die dem Trachom der Erwachsenen analoge Bindehautentzündung des Neugeborenen. Münchner med. Wochenschr. 1911. Nr. 58. S. 1503.
Wolkenstein, Ein Fall von Diphtherie bei einem 7 Tage alten Säugling. Semaine méd. 1907. Nr. 32. Ref. Arch. f. Kinderheilk. **44.** S. 182.
Wollstein, Arch. of Paed. 1905.
Wolters, zit. nach Neißer.
Wrashing, III. Tuberkulose-Kongr. Washington 1908.
Wright, Brit. Med. Journ. **16.** 1904; zit. nach v. Eisler und Sohma.
v. Wunschheim, s. Fischl.
Yamada und Doi, Über die fötale Infektion mit Bac. paratyphi B. Mitteil. d. med. Gesellsch. zu Tokio. **26.** 1912. Heft 18.
Zagari, Alcune ricerche sperimentali sulla sieroterapia antivajolosa. L'Ufficiale sanitario. 1897. Ref. Zentralbl. f. Bakteriol. **22.** 1897. S. 246.
— Giorn. intern. Sc. med. **10.**
Zambacco, Pcha, Bericht d. Intern. Lepra-Kongr. **3.** 1897.
— L'hérédité de la lèpre. Paris 1908.
Zängerle, Agglut. Fähigkeit des Blutes bei einem gesunden Kinde einer typhuskranken Mutter. Münchner med. Wochenschr. 1900. Nr. 26.
Zarfl, Demonstr. in der Ges. f. inn. Med. u. Kinderheilk. in Wien. Päd. Sektion. Sitzung v. 13. Juni 1912.
— Ebenda. Sitzung v. 27. Juni 1912.
v. Zubrzycki, s. v. Graff.
Zuntz, L., Der Stoffaustausch zwischen Mutter und Frucht. Ergebn. d. Physiol. 7. 1908.
— Der Stoffaustausch zwischen Mutter und Frucht. Oppenheimers Handb. d. Biochemie.
Zweifel, Lehrb. d. Geb. 2. Aufl. S. 281.
— Arch. f. Gynäk. **22.** 1884. S. 23.

Einleitung.

Bei der Bearbeitung unseres Themas halten wir uns an die moderne, auf allgemein energetischen Prinzipien aufgebaute Fassung des Infektionsproblems (vgl. P. Th. Müller, S. 4), nach der die Infektion in ihrer Art und Intensität als Funktion dreier Variablen anzusehen ist, nämlich 1. der Gesamtheit der Eigenschaften des infizierten Organismus, 2. der Gesamtheit der Eigenschaften des infizierenden Keimes und 3. der Summe der äußeren Bedingungen.

Bei Anwendung dieses Schemas auf die Frage nach der Infektion und Immunität des Neugeborenen ergeben sich aus der näheren Analyse besonders des ersten und dritten Punktes diejenigen Momente, die auch die Sonderstellung des Neugeborenen charakterisieren.

Was zunächst die Gesamtheit der Eigenschaften des neugeborenen Organismus anbelangt, so kommt es hierbei im wesentlichen auf zwei Faktoren an: 1. die biologischen Wechselbeziehungen des Kindes zuden Eltern, vor allem zu der Mutter, und deren Folgen, und 2. die anatomisch-physiologische Beschaffenheit des neugeborenen Organismus selbst.

Der Abhängigkeit des Kindes von den Eltern in bezug auf Infektion bzw. Immunität möchten wir im Sinne einer echten Vererbung nur eine beschränkte Bedeutung zuerkennen, da es erstens eine direkte, aus den Eigenschaften der Keimstoffe resultierende Vererbung der Infektionskrankheiten naturgemäß nicht geben kann (Hansen, Lubarsch), zweitens weil die Vererbung der Disposition bzw. Resistenz einen vorläufig noch viel umstrittenen und experimentell unfaßbaren Begriff darstellt.

Anders ist es aber mit den aus dieser Wechselbeziehung resultierenden Übertragungsmöglichkeiten, die aber nicht, wie das noch häufig geschieht, mit der Vererbung zusammengeworfen werden dürfen. Es handelt sich hierbei um die Wege, die in den frühesten Stadien der Entwicklung, sei es schon bei der Vereinigung der Keimzellen (germinal), oder in den späteren Stadien des intrauterinen Lebens durch den Placentarkreislauf (hämatogen), oder direkt durch das Fruchtwasser (amniogen), schließlich im Beginne des extrauterinen Lebens durch Säugung (trophogen) von den betreffenden Substanzen beim Übertritt auf den kindlichen Organismus benutzt werden. Diesen aus den Eigentümlichkeiten der ersten Entwicklung des Kindes sich ergebenden physiologischen Eintrittspforten, die für alle möglichen biologischen Einwirkungen offen stehen, kommt in der Lehre von der Infektion und Immunität des Neugeborenen die an erster Stelle zu besprechende Bedeutung zu.

Mindestens ebenso wichtig für die Charakteristik des Neugeborenen ist ferner die Summe seiner anatomischen und physiologischen Besonderheiten. Maßgebend hierfür ist die noch nicht vollzogene Metamorphose des fötalen Kreislaufs, die noch unausgebildeten Organfunktionen jeglicher Art inkl. Nervensystem, Receptorensystem (im Sinne Ehrlichs), die Reaktionsfähigkeit der Organzellen, die Körpergröße, die bekanntlich für die Inkubationsdauer der Bakteriengifte von Bedeutung ist (vgl. Meyer und Ransom, und die Tabelle v. Courmont und Doyon bei P. Th. Müller, S. 55), die Zartheit der Körperdecken und Schleimhäute und schließlich die Nabelwunde.

Wenn wir uns weiter die Umwälzung aller physiologischen Funktionen beim Neugeborenen, wie sie durch den Übergang aus dem fötalen in das extrauterine Leben herbeigeführt wird, vergegenwärtigen, die in der Tätigkeit der Lungen, Änderung des Kreislaufs, Ernährung,

Sekretionen u. dgl. ihren grobsinnlichen Ausdruck findet, so ist es klar, daß auch diesen Faktoren eine Bedeutung für die Infektions- und Immunitätsphänomene zukommen muß. Um das besonders hervorzuheben, führt Hutinel den etwas kühnen, aber sehr geistreichen Vergleich zwischen den funktionellen Besonderheiten der ersten Lebenstage und der Pubertät an. In der Tat findet nur in der Pubertät eine ähnliche physiologische Umwälzung, allerdings nur allmählich statt, die in bezug auf Infektion und Immunität mancherlei Analogien zu dem Neugeborenenalter, so z. B. in der Neigung zu pyogenen Prozessen (Pubertätsakne usw.) aufweist.

Was die Gesamtheit der Eigenschaften der infizierenden Keime betrifft, so folgt ihr Einfluß auf die Infektions- und Immunitätsvorgänge beim Neugeborenen den auch sonst für sie geltenden Gesetzen.

Schließlich giebt auch die Summe der äußeren Bedingungen der ersten Lebenstage dem Neugeborenen ein besonderes Gepräge, vor allem was die Infektionsquellen und -möglichkeiten anbelangt. In erster Linie ist hier dasjenige Moment zu nennen, mit dem das Neugeborene als solches seine Existenz beginnt: die Geburt, durch die der Übergang des Kindes aus einem sterilen Milieu in die infizierte Außenwelt stattfindet. Der Geburtsmechanismus und die damit verbundenen Infektionsmöglichkeiten und Traumen, die Änderung der Temperaturverhältnisse sollen hier Berücksichtigung finden. Weiter spielen nach der Geburt die Versorgung des Kindes und die Infektiosität seiner Umgebung eine wichtige Rolle.

Wir haben hier nur kurz diejenigen Punkte aufgezählt, welche dem Neugeborenen in der Lehre von der Infektion und Immunität eine Sonderstellung anweisen. Diese muß aber noch schärfer erstens gegenüber dem Fötus, zweitens gegenüber dem älteren Säugling präzisiert werden. Dies ist vor allem gegenüber dem Fötus nicht so leicht, obgleich auf den ersten Blick die natürliche Grenze durch den Geburtsakt gegeben zu sein scheint, denn der Neugeborene hat alle Konsequenzen der auf ihn intrauterin einwirkenden Faktoren zu tragen, und für das Verständnis der angeborenen Infektionen ist eine genauere Kenntnis der intrauterinen Infektionsmöglichkeiten erforderlich.

Die Begrenzung gegenüber dem Säuglingsalter sehen wir im Abschluß derjenigen anatomisch-physiologischen Besonderheiten, die als direkte Folge des Überganges vom fötalen ins extrauterine Leben aufzufassen sind: die Verheilung der Nabelwunde, die Etablierung des normalen Kreislaufs u. dgl. m.

Die Einteilung des Stoffes nach diesen Gesichtspunkten ist demnach folgende:

I. Infektion.

1. Germinale Infektion.
2. Intrauterine Infektion (bei intakten Eihäuten).
   a) Hämatogen (placentar).
   b) Amniogen.

3. Infektionen während der Geburt.
4. Infektionen der ersten Lebenstage.

II. Immunität.

1. Immunitätsphänomene in Abhängigkeit von den Eltern (speziell der Mutter).
2. Allergische Individualität des Neugeborenen.

Infektion des Neugeborenen.

Germinale Infektion.

Unter germinaler Infektion versteht man die Übertragung der pathogenen Keime, entweder durch die mütterliche Eizelle (ovulär) oder durch die väterliche Spermie (spermatogen) bei der Vereinigung derselben auf den neu entstehenden Organismus.

Für die akuten Infektionskrankheiten kommt die germinale Übertragung nicht in Betracht, da man ja kaum an die Konzeption während einer akuten Infektionskrankheit eines der Eltern denken kann. Dementsprechend findet sich auch kein hierher gehöriger Fall in der Literatur.

Dagegen hat die Frage der germinalen Infektion eine große Rolle in der Lehre von der sog. hereditären Übertragung chronischer Infektionskrankheiten, vor allem der Tuberkulose, Syphilis, aber auch der Lepra gespielt.

Als Hauptvertreter der germinalen Übertragungsmöglichkeit der Tuberkulose ist in erster Linie Baumgarten zu nennen. Ihm schließen sich Jousset, Riffel, Haupt u. a. an. Baumgarten stützt sich vor allem auf den experimentellen Nachweis der intraovulären Infektion bei Vögeln, der von ihm selbst, sowie Maffucci, Gärtner und neuerdings auch von Koch und Rabinowitsch für Tuberkelbacillen erbracht worden ist. Indessen ist aber der Übergang der Tuberkelbacillen in das Ei der Vögel eher mit der placentaren Infektion bei Säugern, wie es v. Wassermann und Keyßer hervorheben, in Analogie zu setzen, was ja aus der morphologischen Ungleichwertigkeit des Vogel- und des Säugetiereies ohne weiteres ersichtlich ist. Dementsprechend können wir diesen Infektionsmodus bei den Vögeln statt intraovulär besser als intraovär bezeichnen.

Daß es bei den Insekten nach den ersten Forschungen von Pasteur, ferner aber von Smith und Kilbourne, Kossel, Schütze, Weber und Mießner, Koch, Liguières, Christophers, Schaudinn, v. Prowazek, Möllers, Mesnil u. a. eine echte germinale, und zwar ovuläre Übertragung der pathogenen Protozoen tatsächlich gibt, kann auch nicht als Beweis für analoge Vorgänge beim Menschen und den Säugetieren angeführt werden, auch deswegen nicht, weil ja das Säugetierei ein holo-, das Insektenei ein meroblastisches ist.

Was das Vorkommen der Tuberkelbacillen im Ovarium und im Ei selbst, sowie im Samen und Hoden tuberkulöser Menschen anbelangt, so ist darüber fast durchwegs Negatives zu berichten. So konnte

Westermayer in Ovarien tuberkulöser Frauen nie Tuberkelbacillen nachweisen. Nur von Jäckh ist über einen positiven Befund berichtet worden, der Fall ist aber für die Annahme des Überganges von Tuberkelbacillen in das Ei nicht zu brauchen, da die betreffende Frau an tuberkulöser Peritonitis litt. Im Tierexperiment hat Acconci sogar bei einer Ovarialtuberkulose (Kaninchen) nie einen Übergang der Tuberkelbacillen in die Follikel und Ovula feststellen können.

Ähnlich verhält es sich mit den Befunden von Tuberkelbacillen in den an und für sich gesunden Hoden tuberkulöser Menschen. Nie konnten die Tuberkelbacillen in normalen Hoden Tuberkulöser — mit Ausnahme eines Falles von Jäckh und eines von Westermayer — von Rohlff, Westermayer, Spano, Walther (160 Fälle!), Dobroklonski, Jäckh nachgewiesen werden. Die beiden Ausnahmsfälle betrafen Miliartuberkulosen. Diesen Befunden steht allerdings die Angabe von Jani gegenüber, der unter 8 Phthisikern 5 mal im gesunden, nicht veränderten Hoden Tuberkelbacillen auffinden konnte, ein Befund, der durch die oben zitierten, zum teil an großem Material ausgeführten Untersuchungen an Bedeutung verliert.

Dagegen muß das, wenn auch sehr seltene, Vorkommen von Tuberkelbacillen im Sperma Tuberkulöser als erwiesen betrachtet werden. So berichten Jäckh über 3, Spano über 5, Wilson und Rosenberger über 5, Simmonds über 1 positive Fälle. Es ist aber zu bemerken, daß alle diese Fälle das Bild einer vorgeschrittenen, schnell zum Tode führenden Tuberkulose der Lungen und anderen Organe darboten.

Experimentell an Tieren wurde dieselbe Frage von Landouzy und Martin, Cavagnis, Maffucci, Gärtner, Jäckh u. a studiert. Das Ergebnis war mit den Befunden am Menschen völlig übereinstimmend, indem das Vorkommen der Tuberkelbacillen im Samen (mit Ausschluß der Genitaltuberkulose) nur bei schwerst infizierten Tieren zu verzeichnen war.

Gärtner unterwarf die Frage der paternen Übertragung der Tuberkulose einer experimentellen Prüfung bei Meerschweinchen. Bei der Begattung eines gesunden Weibchens durch ein tuberkulöses Männchen kommt es, nach seinen Beobachtungen, eher zu einer Genitaltuberkulose des Weibchens als zur Infektion des Foetus. Unter vielen Fällen hatte er nur einen angeblich positiven Fall von fötaler Tuberkulose. Nach seinen Berechnungen kommt im Ejakulat 1 Tuberkelbacillus auf 22,7 Millionen Spermien, was eine Wahrscheinlichkeit der paternen Übertragung der Tuberkulose ebenfalls von 1 : 22,7 Millionen ergibt. Die Ergebnisse Gärtners sind deshalb noch besonders beweisend, weil er sogar mit an Hodentuberkulose erkrankten Männchen gearbeitet hat.

Cornet konnte diese Befunde bestätigen. Auch er fand unter 32 Föten, die von 20 an Hodentuberkulose leidenden Männchen (Meerschweinchen) abstammten, keinen Fall von fötaler Tuberkulose, dagegen war aber bei einem von 28 Weibchen eine Gentitaltuberkulose zu konstatieren.

Wie immer, so auch hier, stehen diesen negativen Resultaten auch positive Befunde gegenüber. Doch sind dieselben nicht immer als einwandfrei zu bezeichnen. So sind die Versuche von Friedmann schon deswegen nicht zu verwerten, da dieser Autor Tuberkelbacillenaufschwemmung gleich nach der Begattung dem Weibchen in die Vagina einspritzte. Aber auch mit dieser Methode wiederholte Versuche von Seige konnten die Ergebnisse Friedmanns nicht bestätigen. Ebenso halten die Beobachtungen Karlinskis an Zicken der wissenschaftlichen Kritik nicht stand.

Eine der meist diskutierten Fragen ist die germinale Übertragung der Syphilis. Dabei tritt sogar die Schwierigkeit, die prinzipielle Möglichkeit der rein germinalen oder rein placentaren Keimübertragung nachzuweisen, hinter derjenigen zurück, die in der Feststellung der praktischen Dignität dieser beiden biologisch grundverschiedenen Vorgänge besteht. Die bisherigen Resultate der experimentellen und pathologisch-anatomischen Forschung sind jedenfalls nicht beweisend für eine germinale Entstehungsweise der Krankheit, wenn auch manche Befunde diese Anschauung unterstützen. So hat sich eine große Reihe von Forschern (Thibierge, Ravaut et Sourd, Bab, Radaeli, Neißer und Scholtz) vergebens bemüht, in der Spermaflüssigkeit von Luetikern Spirochäten nachzuweisen; allerdings glückt der mikroskopische Spirochätennachweis auch im Blut nur ausnahmsweise (E. Hoffmann). Tatsächlich ist es Finger zweimal gelungen, mit luetischem Sperma Primäraffekte an Affen zu erzielen, nachdem bereits Neißer die auffallend häufig angehenden Impfungen mit Hoden spyhilitischer Affen hervorgehoben hatte. Diese gelungenen Impfversuche, denen allerdings weder Hoffmann noch Neißer ähnliche an die Seite stellen konnten, beweisen nun nicht mehr und nicht weniger als die Infektiosität der Samenflüssigkeit bei aktiver Lues, keineswegs aber die paterne Übertragung der Spirochaete pallida. Für diese Vorstellung müßten erst einige Hilfsannahmen gemacht werden, entweder die Existenz einer metamorphotischen Spirochätenform vielleicht von ultramikroskopischer Größe (Neißer), die erst einen echten Spermatozoenparasitismus ermöglichen würde (Klingmüller und Baermann, ferner Metschnikoff konnten allerdings die Filtrierbarkeit des Luesvirus ausschließen), oder der bloße Transport der Spirochäten durch die Samenflüssigkeit, wobei nach Gräffenberg noch ihre Eigenbewegung als unterstützendes Moment im Sinne einer selbständigen Aufwanderung in die Uterushöhle und eines selbständigen Eindringens in die Eizelle vor, während oder nach der Befruchtung in Betracht käme. Es ist auch einer Reihe von Forschern (Hoffmann, Wolters, Levaditi und Sauvage, Bab, Mac Intosh) der Spirochätennachweis im menschlichen Ovulum geglückt — allerdings nur bei luetischen Föten. Damit ist aber noch keineswegs der Beweis der Lebensfähigkeit einer solchen infizierten Keimzelle gegeben (Virchow), da eine symbiotische Entwicklung des infizierten und gleichzeitig befruchteten Ovulums bei der Syphilis nicht erwiesen ist, wie dies für manche Insektenparasiten zutrifft. Soviel resultiert aus der bisherigen experimentellen Bearbeitung des Problems.

Vor ein weit größeres und schwerer zu deutendes Tatsachenmaterial stellt einen die Kritik der kongenital-luetischen Pathogenese. Hier sind es eine ganze Summe von Beobachtungen, die nicht bloß für die Möglichkeit der germinalen Syphilisübertragung, sondern direkt für die Gesetzmäßigkeit dieses Vorganges sprechen. M. Kassowitz, der als erster konsequenter und wichtigster Vertreter dieser Anschauung die zahlreichen, auffälligen Momente zusammengetragen hat, die ihm mit einer obligatorischen Infektion von seiten der Mutter nicht vereinbar schienen, gebührt das Verdienst, die Syphilisforschung auf viele noch für lange dunkle Punkte in dieser Frage aufmerksam gemacht zu haben. Für die paterne Übertragung der Lues sprechen vor allem folgende Tatsachen*): 1. ein großer Teil der Mütter kongenital-syphilitischer Kinder ist symptomenfrei (nach Hochsinger gegen 75 Proz.), 2. bei Gesundheit der Mutter führt die Behandlung des Mannes zu gesunden Kindern (M. Kassowitz, Evans, Martinez und Sanchez, Davosky, Benj. Bell, Abelin, Kjellberg, Hochsinger**), 3. neue Heirat einer früher mit einem Syphilitiker verheirateten Frau führt zu gesunden Kindern, 4. Vorkommen von Luesübertragung in die dritte Generation, 5. Ausnahmen vom Colles-Beaumèsschen Gesetz. Es kann hier nur eine Auswahl aus der tatsächlich unübersehbaren Literatur über dieses Gebiet gebracht werden. Für das Fehlen von Syphilismanifestationen bei zahlreichen Müttern kongenital affizierter Kinder wurde von Matzenauer zum erstenmal die Deutung „latente Lues“ (Lues asymptomatica Citron) erbracht. Diese Anschauung stützt sich bei ihm nur auf die klinische Beobachtung, die ihn bei fast allen in Betracht kommenden Frauen früher oder später Anzeichen vorhandener Infektion (Drüsenschwellungen, tertiäre oder quaternäre Symptome) erkennen ließ. Die Anwendung der Wassermann-Neißer-Bruckschen Serodiagnostik auf dieses Gebiet entzog der Ansicht von der Gesundheit der Mütter eine weitere Stütze. Nach einigen wenigen Untersuchungen R. Müllers (aus der Klinik Finger), der bei einzelnen Müttern luetischer Kinder negative W.-R. fand, waren Knöpfelmacher und Lehndorff die ersten, die an einem größeren Material diese Verhältnisse erforschten. Sie fanden bei latent und manifest luetischen Müttern ungefähr den gleichen Prozentsatz Komplementablenkung (56,2 und 61,5 Proz.), und zwar entsprechen diese Zahlen dem Latenzstadium der Syphilis überhaupt. Nachuntersuchungen von Opitz (10 Fälle), Friedländer, Thomsen und Boas (32 Fälle), Engelmann, Frankl (8 Fälle), Rietschel (12 Fälle) u. a. ergaben hingegen so ziemlich ausnahmslos positive Reaktionen bei den Müttern, während bei latent luetischen Kindern sich die Reaktion erst allmählich während der ersten Monate einstellen kann (vide placentare Übertragung). Die Fälle von Rietschel sind besonders beachtenswert, da er bei 6 Müttern

*) Die ovuläre „Vererbung“ steht hier außer Diskussion, weil in keinem Fall, wo die Mutter die alleinige Infektionsquelle darstellt, der placentare Infektionsmodus auszuschließen ist.

**) Zitiert nach M. Kassowitz.

weder anamnestische noch klinische Anhaltspunkte der Erkrankung fand, während sogar 3 Väter negativ reagierten — ein Moment, das für die symptomlosen Mütter als Infektionsquelle sehr in die Wage fällt. Baisch kommt an der Hand eines sehr großen Materials (72 Mütter, 7 luetische Kinder) zu folgenden Schlüssen: 90 Proz. der Mütter sind Wassermann positiv, also syphiliskrank, nur ein Drittel von ihnen hat Erscheinungen, der Rest gibt entweder trotz vorhandener Lues negative Reaktion (40 bis 50 Proz. negative W.-R. bei latenter Lues überhaupt, nach Bruck) oder bringt bei wirklicher Infektionsfreiheit vom Vater her infizierte Kinder zur Welt.

Die Immunität „gesunder" Mütter syphilitischer Neugeborener, die als Colles-Beaumèssches Gesetz unter die Vorstellung der rein paternen Keimübertragung einfach subsumiert wurde, kann ebenfalls den modernen Arbeitsergebnissen auf diesem Gebiet nur schwer standhalten, da nach den umfassenden Studien, namentlich der Neißerschen Schule, überhaupt keine echte Immunität bei Syphilis vorkommt, sondern nur ein anergisches Verhalten, eine Gewebsumstimmung des infizierten Organismus gegenüber Superinfektion (siehe Immunität).

Wenn also die Resultate der modernen Serodiagnostik und Immunitätsforschung entschieden gegen die germinale Spirochätenübertragung vom Vater her sprechen, so muß anderseits zugegeben werden daß Beobachtungen, wie sie oben unter Punkt 2 und 3 angeführt wurden, sich kaum anders erklären lassen, als daß tatsächlich das väterliche Virus fallweise zwar die mütterliche Eizelle imprägnieren kann, ohne aber die eigentliche Schwelle des mütterlichen Individuums überschreiten zu müssen. Auch die wenigen, aber unzweifelhaften Fälle von Infektionsübertragung auf die 3. Generation bei sicherer Gesundheit eines der Eltern und ausgeschlossener Akquisition beim anderen Teil (Boisseau und Prat, Haslund, Bergrath), sowie die sichergestellten Ausnahmen des Collesschen Gesetzes (De Keyser, Bergh, Travis Drennen, Ogilvie, Sternthal, Scarenzio, Gaucher-Bory, Freck, Cüth, Zeißl, Bab, bei Neißer angeführt) sprechen sehr für gelegentliche Ausnahmen des Gesetzes von der placentaren Syphilis übertragung.

Auch bei der Frage der germinalen Übertragung der Lepra finden wir eine ähnliche Wandlung der Anschauungen wie bei der Syphilis. Hier galt ebenfalls die Zeugung lepröser Kinder durch einen leprösen Vater bei Gesundbleiben, resp. Immunität der Mutter durch zahlreiche Beobachtungen erwiesen (Bätz, Bökh, Danielssen, Zambacco Pascha, zit. nach Wassermann-Keyßer). v. Dührings vertritt aber den Standpunkt, daß bei der Leprainfektion der Kinder allein die intravitale Infektion eine irgendwie nennenswerte Rolle spielt und zwar gew. von seiten der Nasenschleimhaut als Eintrittspforte, während die hereditäre Übertragung, wenn sie überhaupt vorkommt, epidemiologisch jedenfalls keine große Bedeutung besitzt. Experimentell konnte die Frage nicht geprüft werden, da die Leprabacillen nicht tierpathogen sind.

Intrauterine Infektion (bei intakten Eihäuten).

Eine bei weitem wichtigere Rolle für das Zustandekommen angeborener Infektionen spielt die intrauterine Übertragung der Krankheitserreger von der kranken Mutter auf das sich entwickelnde Kind. Entsprechend den zwei Wegen des Stoffaustausches zwischen Mutter und Kind (vgl. Zuntz) gibt es hier theoretisch zwei Möglichkeiten: entweder geht das pathogene Agens aus dem mütterlichen in das kindliche Blut durch die placentare Scheidewand hindurch (hämatogen), oder aber von der Mutter direkt durch die Eihäute ins Fruchtwasser (amniogen) und infiziert von da aus die Frucht durch eine der gegebenen Eintrittspforten, z. B. durch den Magendarmkanal.

a) Hämatogene Infektion.

Die auf hämatogenem Wege erfolgende intrauterine Infektionsübertragung ist als Metastasierung des Infektionsstoffes von der kranken Mutter auf den kindlichen Organismus aufzufassen (Lubarsch) und setzt naturgemäß die Durchlässigkeit der placentaren Scheidewand, sei es für das geformte (Bakterien), oder für das ungeformte Virus (Toxine) voraus.

Was zuerst den Übergang der Bakterien anbelangt, so hat man anfänglich im Anschluß an die bekannten Untersuchungen Ahlfelds (zit. nach Zuntz), Krukenbergs u. a., die einen Übergang unbelebter geformter Elemente durch die Placenta auf den Foetus nicht nachweisen konnten, die Placenta für ein für die Bakterien absolut undurchgängiges Filter erklärt (Wolff). Erst grobe Läsionen der Placenta sollten den Übergang der Bakterien auf den Foetus ermöglichen (Malvoz, Rosenblatt, Eberth, Ernst, Hildebrandt, Frascani u. a.). Derartige Läsionen können auch durch die pathogene Einwirkung der Mikroorganismen selbst erzeugt werden; ein Übergang von apathogenen Bakterien konnte experimentell nie beobachtet werden. Im Gegensatz dazu zeigten aber die Untersuchungen und Beobachtungen von Baumgarten, Birch-Hirschfeld, Latis, Freund und Levy, Lubarsch u. a., daß ein Übergang der Bakterien auch durch die intakte Placenta stattfinden kann. Freund und Levy, die bei vollkommenem Fehlen von Placentarblutungen oder Zottenepithelläsionen den Übergang von Typhusbacillen von der Mutter auf das Kind beobachten konnten, nehmen eine Einwanderung der Bacillen aus den intervillösen Räumen an. Birch-Hirschfeld betonte zur Erklärung der Widersprüche der experimentellen Ergebnisse verschiedener Autoren die Bedeutung des verschiedenen Baues der Placenta bei verschiedenen Versuchstieren. Aber erst Lubarsch hat auf die Menge der Bakterien, ihre Virulenz und die Dauer ihrer Einwirkung als die für den Übergang maßgebenden Faktoren aufmerksam gemacht. So erfolgt der Tod des Muttertieres, das mit Milzbrandbacillen infiziert worden ist, bevor die Bacillen sich in der Placenta vermehren konnten. Im Gegensatz dazu dringen die pyogenen Kokken sehr frühzeitig in die Placenta ein, weshalb ihr Übergang auf den Foetus verhältnismäßig häufig beobachtet wird (Netter). Als wesentlicher Faktor kommt noch der Zeitpunkt hinzu, in dem der mütterliche Organismus infiziert wird (Jehle, Bar, Fischer u. a.).

Wir wollen nun ganz kurz die Ergebnisse der Forschungen über die placentare Übertragung der akuten Infektionskrankheiten zusammenstellen, indem wir bezüglich näherer, kritisch beleuchteter Angaben auf das Sammelreferat von Kehrer und das neueste von v. Wassermann und Keyßer verweisen.

Sicher ist der placentare Übergang von Milzbrandbacillen sowohl im Tierexperiment (trotz der ersten negativen Befunde von Brauell und Davaine) von Perroncito, Griffini, Straus und Chamberland, Birch-Hirschfeld, als beim Menschen (trotz der negativen Ergebnisse von Eppinger, Romano, Morisani u. a.) endgültig von Regnier, Rostowzew, Paltauf, Marchand, H. Hofmann u. a. nachgewiesen worden.

Auch die Typhusbacillen können, wie schon erwähnt, nach den Befunden von Reher, Neuhauß, Chantemesse und Widal, Eberth, Fordice, Fränkel und Kiderlen, Hildebrandt, Ernst, Giglio, Frascani, Janiszewski, Freund und Levy, Etienne, Dürck, Speier, Vinay, Chambrelent, Mossé und Dennie, Morse, Jehle u. a. die placentare Scheidewand passieren. Ähnlich scheint es auch nach dem Befund von Marckwald mit dem Shiga-Kruseschen Erreger der Dysenterie (vgl. auch Kriwoschein) und nach Nauwerk und Flinzer und neuerdings nach Yamada und Doi mit dem Bac. paratyphi β zu sein. Über den placentaren Übergang des Bact. coli liegen unseres Wissens keine Beobachtungen am Menschen vor. Über einen positiven Befund bei Kaninchen berichten Chambrelent und Sabrazès. Der Übergang des Bac. Gärtner konnte von Lubarsch nicht festgestellt werden.

Der Übergang von Staphylo- bzw. Streptokokken ist, abgesehen von den älteren Fällen von Kaltenbach, Runge, Stratz, E. Cohn, die auch anders gedeutet werden können, einwandfrei von Fränkel und Kiderlen (bei Typhus), Auché (bei einem Neugeborenen, dessen Mutter an Variola erkrankt war), Lebedeff (bei Erysipel der Mutter), Niederhof (intrauterine Streptokokkenpneumonie bei stehender Blase) beobachtet worden. Chambrelent und Sabrazès haben experimentell diese Frage studiert und konnten 8 Tage nach der Infektion des Muttertieres mit Staphylo- bzw. Streptokokken dieselben regelmäßig, und zwar in allen Schwangerschaftsstadien, in den Embryonen nachweisen. Ähnlich fand auch Bossi nach der Infektion des Muttertieres mit Eiterkokken (auch mit Diphtheriebacillen) dieselben in der Placenta und im Fötalblut wieder.

Ebenso ist der Übergang von Pneumokokken sichergestellt (Netter, Levy, Viti, Schmorl, Birch-Hirschfeld, Bochenski und Gröbel, Macdonald, vgl. auch die experimentell erzeugten Fötalpneumonien von Netter, Foà und Uffreduzzi, Ostmann*), Caporali). Unsicher sind die Fälle von Thorner (mangelhafte Charakteristik des bakteriologischen Befundes) und der Fall von Don (kongenitale Lobärpneumonie, ohne daß die Mutter krank war). Die echte placentare Übertragung der Pneumonie dürfte ein ziemlich seltenes Ereignis sein (Ballantyne), und die hierher gehörigen Fälle müssen mit besonderer Vorsicht beurteilt werden, insofern als gerade scheinbar kongenitale Pneumonien häufig erst im Moment der Geburt durch Aspiration des infizierten Fruchtwassers entstehen können, worauf wir noch zurückkommen werden.

Unsicher ist die Übertragung der Influenza, da bei den meisten beschriebenen Fällen der bakteriologische Befund fehlt (Hintze, Townsend, Möller, Chambrelent). Fischer hat neuerdings eine fötale Endokarditis im Anschluß an die Influenza der Mutter beobachtet, doch wurde auch dieser Fall nicht bakteriologisch untersucht.

Noch unsicherer ist der placentare Übergang der Cholera. Abgesehen von den ganz unsicheren Fällen von Tizzoni und Cattani liegen positive experimentelle Ergebnisse von Vitanza vor, die aber durch die Untersuchungen von Klautsch und Lustig widerlegt zu sein scheinen. Auch konnte neuerdings Segále in keinem von 3 Fällen (im 9. Monat), deren Mütter an Cholera gestorben sind, Choleravibrionen nachweisen.

Der Vollständigkeit halber sei noch über positive Befunde von placentarem Übergang einiger Tierseuchen berichtet. Den Übergang von Rauschbrand haben Arloing, Cornevin und Thomas, von Rotz Loeffler experimentell erwiesen. Ebenso verhält es sich mit dem Übergang der Hühnercholera (Straus und Chamberland, Malvoz, Machiafava), der Kaninchenseptikämie (Kroner, Celli, Koch und Gaffky), des Schweinerotlaufs (Kitt und Prettner) und des malignen Ödems (Straus und Chamberland, Koubassoff).

Über den placentaren Übergang der pathogenen Protozoen liegen spärliche, fast durchwegs negative Befunde vor. Obgleich Kollock u. a. eine kongenitale Malaria beobachtet haben wollten, dürfte wohl die placentare Übertragung der Malaria im Anschluß an die Resultate Serenis auszuschließen sein. Sereni konnte bei einigen Fällen der Febris intermittens nie Malariaplasmodien im Fötalblut beobachten, obgleich sie regelmäßig im mütterlichen Blute zu finden waren. Über ähnliche Resultate berichten neuerdings Sorenio und Sabella. Fragale, der über ein großes Beobachtungsmaterial verfügt, stellte kürzlich fest, daß Neugeborene überhaupt nie an Malaria erkranken. Die Ursache dafür soll nach diesem Autor in der Beschaffenheit des Blutes des Neugeborenen gesucht werden (viele kernhaltige Blutkörperchen). Ebenso wurden stets Trypanosomen auch bei Anwesenheit derselben im mütterlichen Blut im Fötalblut von Massaglia vermißt.

Was die Erreger der akuten Spirillosen anbelangt, so können wir den placentaren Übertritt der Spirochaete Obermeieri nach den Befunden von Spitz, Albrecht, Huber als erwiesen betrachten. In

*) Intrauterine Pneumonie nach Infektion der Mutter mit Diplokokken der Meningitis cerebrospin. epid.

neuerer Zeit berichtet Nattan-Larrier über sorgfältige an Ratten und Mäusen angestellte Versuche. Nach seinen Ergebnissen gehen die Rekurrensspirochäten in ca. 80 Proz. aller Fälle von der Mutter auf den Fötus über, und zwar reichlicher in der ersten als in der zweiten Hälfte der Schwangerschaft. Hierzu ist die Läsion der Placenta nicht erforderlich.

Schwierig ist die Beurteilung derjenigen Fälle, welche über die placentare Übertragung von Infektionskrankheiten mit unbekannten Erregern mitgeteilt sind. Da wir hier nicht in der Lage sind, der Frage experimentell nachzugehen, müssen wir uns auf rein klinische Kriterien beschränken, was naturgemäß öfters zu Irrtümern Veranlassung gibt. Auch können wir in manchen sicheren Fällen von intrauteriner Übertragung hierher gehöriger Infektionen nicht aussagen, inwiefern dieselbe hämatogen oder amniogen stattgefunden hat.

Eine placentare Übertragung der Variola scheint es in seltenen Fällen tatsächlich zu geben. Die Seltenheit derartiger Beobachtungen erklärt sich hier vor allem durch die Seltenheit der Erkrankung überhaupt in unseren Gegenden. Aber auch früher waren Fälle kongenitaler Pocken kein gerade häufiges Ereignis.

Wenn man die Beobachtungen über placentare Infektion des Kindes nach dem Gesundheitszustande der Mutter und dem zeitlichen Auftreten der Variola bei der Frucht sondert, so kann man folgende Gruppen unterscheiden*):

1. Die Mutter ist gesund, die Frucht variolös infiziert. Über derartige Fälle berichten, abgesehen von zwei Beobachtungen Jenners selbst (zit. nach Epstein, Kehrer), Chantreuil, Curschmann, Laurent (zit. nach Epstein), Depaul, Legros, Blot, Dehn, Villiers, Lehnert (zit. nach L. Voigt), Jacontini, Franklin. Es handelt sich hier immer um Kinder gesunder, meistens vaccinierter Mütter, die in der letzten Zeit der Schwangerschaft mit Pockenkranken in nahe Berührung kamen. L. Pfeiffer (Vaccination. Tübingen 1889, S. 15) erklärt derartige Fälle mit der Annahme, daß die Erreger in dem durch Vaccination geschützten mütterlichen Organismus sich nicht entwickeln können, daß sie aber in der noch nicht geschützten Frucht zur ungestörten Entwicklung gelangen. Curschmann berichtet über einen Fall, in dem die Mutter eine leichte Variola sine exanthemata durchgemacht hatte und am 10. Tage nach Beginn ihrer leichten Krankheitserscheinungen bei völligem Wohlbefinden ein Kind mit frischem Pockenexanthem gebar.

2. Variola in der ersten Zeit der Schwangerschaft hat meistens den Abort zur Folge (Epstein). Sonst kann das Kind auch intakt und immun (Bollinger), oder aber mit Pockenexanthem geboren werden**). Welche Faktoren hierbei eine Rolle spielen, kann nicht mit Sicherheit gesagt werden; es ist aber möglich, daß das zeitliche Verhalten des Überganges der Erreger zum Übergang der Immunstoffe das maß-

*) A. Epstein, Über Variola bei Neugeborenen, S. 302. Festschr. Baginsky, Arch. f. Kinderheilk. 1913.

**) Die Einwirkung des Fruchtwassers soll den intrauterin erworbenen Pocken ein besonderes Aussehen verleihen (Welck).

gebende Moment ist. Interessant ist auch, daß sich das Kind meistens in einem anderen Krankheitsstadium befindet als die Mutter, und daß es sogar in den ersten Wochen nach abgelaufener Variola der Mutter angeblich mit frischen Pocken geboren werden kann (Lynn*), Chambrelent). Merkwürdig ist ferner das Verhalten von aus verschiedenen Eiern stammenden Zwillingen blatternkranker Mütter: der eine kann von Pocken ergriffen seinn, während der andere frei bleibt (Chantreuil, Madge, Fumée). Kaltenbach erwähnt einen Fall von Drillingen, von denen nur zwei mit Pocken zur Welt kamen (s. bei Epstein).

3. Bei der Variola der Mutter zu Ende der Schwangerschaft kann ein anscheinend gesundes Kind geboren werden, das aber später an Pocken erkrankt. Derartige Fälle scheinen die häufigsten zu sein. Doch ist ihre Deutung im Sinne der placentaren Übertragung nicht einwandfrei, weil man ja immer an eine Kontaktinfektion während der Passage oder auch später denken kann, wenn auch meistens noch die Annahme einer Verkürzung der Inkubationszeit (meistens 8 bis 9 Tage) dazu erforderlich wäre**).

Die placentare Übertragung von Masern scheint in seltenen Fällen auch vorzukommen. Abgesehen von der Angabe Kloses, der im Jahre 1829 bei einem durch Kaiserschnitt (an der toten Mutter) entwickelten Kinde ein typisches Masernexanthem gesehen haben will, berichten über angeblich placentare Übertragung von Masern Lomer, Ballantyne, Thomas, Kohts, Hoff, Kien, Fiori, Moser u. a. Lauer beobachtete neuerdings eine Übertragung von Masern im Inkubationsstadium (die Arbeit war uns leider nicht zugänglich.) Daß hierbei eine besondere Reserve in der Beurteilung geboten ist, haben wir schon zu Anfang betont. Noch schwieriger aber ist die Verwertung der in der Literatur als placentar übertragen beschriebenen Scharlachfälle, wenn auch Ballantyne und Milligan aus der Literatur 18 Fälle als angeblich beweiskräftig anführen. Sie selbst haben auch ein Scharlachexanthem bei einer im 7. Monat geborenen Frucht beobachtet. Vorläufig müssen wir aber vorsichtigerweise die placentare Scharlachübertragung als zum mindesten unbewiesen betrachten.

Über die placentare Übertragung von Varicellen, Rubeolen usw. fehlen irgendwelche Angaben. Die von Bouchut, Watson, Barthez und Rilliet beschriebenen Fälle angeborenen Keuchhustens können auch anders gedeutet werden. Es ist zu erwarten, daß diese Verhältnisse bei Keuchhusten, nachdem wir im Bordetschen Bacillus höchstwahrscheinlich den spezifischen Erreger dieser Infektionskrankheit kennen gelernt haben, einer experimentellen Prüfung zugänglich werden.

Was schließlich die Übertragung der Lyssa von der Mutter auf das Kind betrifft, so konnten Zagari, Celli, de Blasi***), Bombicci, Högyes, Galtier***), Abba***), v. Ratz***) bei Tieren und Krokiewicz***) beim Menschen eine Infektiosität der Rückenmarksubstanz von Föten tollwutkranker Mütter nicht nachweisen. Perroncito und Carita, Lisi***), Loir***) berichten dagegen über

*) Zit. nach Epstein.

**) Bezüglich der Kasuistik und weiterer Literaturangaben verweisen wir auf die Zusammenstellungen von L. Voigt, Kehrer und vor allem Epstein.

***) Zit. nach Konradi.

positive Ergebnisse. Aus den Untersuchungen Konrádis, der sowohl mit Passage- als mit Straßenvirus gearbeitet hat, scheint aber hervorzugehen, daß es tatsächlich eine intrauterine, und zwar placentare Übertragung der Lyssa (vor allem bei Meerschweinchen) gibt. Das Wutvirus wird beim Übergang auf den Foetus abgeschwächt. Die negativen Ergebnisse erklärt Konrádi dadurch, daß die in Frage kommenden Fälle nicht lange genug beobachtet wurden, was infolge der Abschwächung des Virus für den positiven Ausfall der Versuche ein unbedingtes Postulat darstellt.

Wichtiger als für die akuten Infektionskrankheiten ist der placentare Übertragungsmodus für die chronischen, Tuberkulose, Lepra und vor allem Syphilis.

Die Frage nach der placentaren Übertragung der Tuberkulose hat, wie wir es schon in dem Abschnitt „germinale Übertragung" besprochen haben, in der Entwicklung der von Baumgarten und seinen Anhängern verfochtenen Lehre von der „hereditären" Verbreitung der Tuberkulose eine große Rolle gespielt. Dementsprechend wurde sie vielfach an Menschen und Tieren einer experimentellen Prüfung unterworfen. Wegen der Vieldeutigkeit der Resultate ist aber bei der Beurteilung derselben besondere Vorsicht geboten.

Ein einwandfreier Versuch über placentare Tuberkuloseübertragung soll nach v. Wassermann folgenden Forderungen gerecht werden: Der Tuberkelbacillennachweis hat am besten mikroskopisch zu erfolgen. Soll derselbe im Tierversuch geliefert werden (Verimpfung auf Meerschweinchen), so muß unter besonders verschärften Kautelen eine ganze Reihe von Tieren geimpft werden. Bei positivem Ausfall des Versuchs sollen alle oder die überwiegende Mehrzahl der verwandten Tiere nach einer bestimmten Zeit eingehen und einen für die Impftuberkulose typischen Befund darbieten. Endlich soll nach Hauser die zur Untersuchung gelangte Frucht nicht länger als ca. 3 Wochen extrauterin gelebt haben, da sonst die intravitale Infektion nicht auszuschließen sei.

Was zunächst die placentare Übertragung der experimentell bei Tieren erzeugten Tuberkulose anbelangt, so liegen, abgesehen von den älteren, teils positiven, teils negativen Angaben von Landouzy und Martin, Koubassoff, de Renzi, Cavagnis, die wegen mangelhafter Versuchstechnik kaum in Betracht kommen können*), meistens negative Befunde vor (Grancher und Straus, Leyden, Grancher). Max Wolff erhielt nur 2 mal unter 42 Föten tuberkulöser Kaninchen und Meerschweinchen einen positiven Befund, als er die Lebern zweier von einer tuberkulösen Mutter frisch geworfener Meerschweinchen auf Meerschweinchen verimpfte. Sanchez Toledo konnte dagegen bei keinem seiner 65 sehr sorgfältig untersuchten Meerschweinchenjungen mikroskopisch, kulturell oder im Tierexperiment Tuberkelbacillen nachweisen. Die Muttertiere wurden teils intravenös, teils intrapleural, teils subcutan infiziert. Ähnlich fielen auch ausgedehnte Untersuchungen Cornets aus. Auch Baumgarten konnte nur über einen zweifelhaft positiven Ausfall seiner Versuche berichten. Hauser suchte die experimentelle Tuberkulose der Muttertiere (Meerschweinchen) möglichst den Verhältnissen beim Menschen anzupassen (chronische, lokalisierte Tuberkulose der Lungen und Pleura). Auch er hatte, bis auf einen Fall, bei dem es sich aber wahrscheinlich

*) Ebenso sind die Versuche von Galtier und d'Arrigo nicht als einwandfrei zu bezeichnen.

um eine intravital akquirierte Fütterungstuberkulose handelte, lauter negative Resultate, die mit denen von Jäckh und Gärtner bei den gleichen Bedingungen erhaltenen übereinstimmen. Indessen hat Gärtner tatsächlich einwandfrei zeigen können, daß der placentare Übergang des Tuberkelbacillus auch im Tierexperiment zweifellos vorkommen kann. In einer ersten Versuchsreihe infizierte Gärtner die Muttertiere intraperitoneal (Mäuse). Von diesen Tieren erhielt er 19 Würfe, von denen zwei einen positiven Tuberkelbacillenbefund im Tierexperiment ergaben. Zweitens suchte Gärtner durch intravenöse Infektion der Muttertiere (Kaninchen) akute Miliartuberkulose zu erzielen. Unter 51 Früchten dieser Tiere hatte er wiederum 5 mal ein positives Resultat. Endlich versuchte er durch Impfung der Muttertiere (Mäuse) in die Trachea das Bild einer chronischen allgemeinen Tuberkulose infolge primärer Lungenphthise zu erzeugen und erhielt bei dieser Versuchsanordnung unter 57 Fällen 8 positive Resultate. Ebenso hat Bernheim gezeigt, daß die placentare Übertragung der experimentellen Tuberkulose fast ausnahmslos stattfindet, wenn die Mütter mit schwerster Tuberkulose mit Placentarveränderungen behaftet sind.

In menschlichen Föten tuberkulöser Mütter konnten von Leyden, Grancher und Straus, Vignal, Wolff u. a. Tuberkelbacillen im Tierversuch nicht nachgewiesen werden. Demgegenüber konnte in vielen Fällen schwerster Tuberkulose der Mutter dieser Nachweis einwandfrei geliefert werden: durch mikroskopische Untersuchung von Früchten mit gleich bei der Geburt festgestellter kongenital-tuberkulöser Infektion von Schmorl und Birch-Hirschfeld, Lehmann, Schmorl und Kockel, Aviragnet, Thiercelin und Londe, Bugge, Veszprémis, Warthin und Cowie (in den Thromben der Lebervene), Hamburger, Stöckel, Honjiou, Courmont und Chalier (agonale Einwanderung?), Bernard, Lobenstine, Wollstein; im Tierversuch von Landouzy, in Fällen sicherer, aber erst in den ersten Wochen konstatierter kongenitaler Tuberkulose (mikroskopisch) von Rindfleisch, Sabouraud, Schmorl und Kockel, Honl usw. Es sind dies die Fälle placentarer Tuberkuloseübertragung bei Menschen, die allen von v. Wassermann aufgestellten Forderungen entsprechen und auch von v. Wassermann und Keyßer angeführt werden. Dazu kommen nun noch die in der allerneuesten Zeit veröffentlichten Fälle von Zarfl (1912), Dufour, Henri und Thiers, ferner Horbitz (1913), die ebenfalls als sicher zu betrachten sind. Der Fall von Zarfl gewinnt dadurch an Bedeutung, als er das jüngste Kind mit positiver Pirquetscher Reaktion (nämlich am 17. Lebenstage) ist. Bezüglich der sonstigen, verhältnismäßig reichlichen Kasuistik der placentar übertragenen Tuberkulose verweisen wir auf die Zusammenstellungen von Lebkühner, Hauser, Auché und Chambrelent, Kehrer, Beitzke, v. Wassermann und Keyßer; es ist aber zu bemerken, daß die Mehrzahl der veröffentlichten Fälle einer strengen wissenschaftlichen Kritik (im Sinne v. Wassermanns) nicht standhält. Jedenfalls muß auch beim Menschen, ähnlich wie wir es bei der Besprechung der Versuche an Tieren gesehen haben (v. Wassermann berechnet aus den Versuchen Gärtners die

Häufigkeit der placentaren Übertragung der Tuberkulose auf höchstens 10 Proz. der Nachkommen), dieses Ereignis als ein, wenn auch zweifellos vorkommendes, so doch recht seltenes bezeichnet werden (Sitzenfrey). Es kommt auch die placentare Übertragung der Tuberkulose beim Menschen ähnlich wie im Tierversuch nur in Fällen schwerster, vorgeschrittener, vor allem miliarer Tuberkulose der Mutter vor. Hierbei ist die tuberkulöse Veränderung der Placenta nicht unbedingt notwendig (Fälle von Zarfl, Dufour usw.), wenn auch in der Mehrzahl der Fälle nachweisbar. Überraschenderweise hat aber umgekehrt eine hochgradige tuberkulöse Veränderung der Placenta in der Regel (nach Schmorl kommen auf 20 Placenten tuberkulöser Frauen 9 tuberkulös veränderte!), noch nicht eine placentare Infektion des Kindes zur Folge (vgl. Seitz, Henke, auch den Fall von Moll). Welchen energischen Widerstand die Placenta dem Eindringen der Tuberkelbacillen entgegensetzt, haben Schmorl und Kockel, Schmorl und Geipel gezeigt. Welche Momente es sind, die in manchen Fällen zur Überwindung dieses Widerstandes führen, ist vorläufig noch nicht zu entscheiden.

Charakteristisch für die auf placentarem Wege übertragene Tuberkulose ist, daß man die ältesten und intensivsten Veränderungen (nach Hauser in 80 Proz. der Fälle) in der Leber, den periportalen Lymphdrüsen und Gefäßen und den Nachbarorganen findet, ähnlich wie wir das bei der kongenitalen Syphilis sehen. In den allerersten Stadien können bei noch intaktem Lebergewebe lediglich die Lebercapillaren Tuberkelbacillen enthalten (Schmorl, Birch-Hirschfeld). Dieser pathologische Befund kann direkt als Beweis für eine kongenitale Tuberkulose angeführt werden, und zwar in solchen Fällen, die der Forderung Hausers nicht entsprechend länger als 3 Wochen aber unter einwandfreien Bedingungen gelebt haben (Veszprémis, Dufour u. a.). Die Annahme von Baumgarten (vgl. auch Wrashing), daß placentar übertragene Tuberkelbacillen auch primär auf hämatogenem Wege, in die kindliche Lunge gelangen können, muß mindestens als unbegründet betrachtet werden.

Entsprechend der großen Seltenheit der kongenitalen Tuberkulose ist auch die cutane Tuberkulinreaktion von v. Pirquet und verwandte Reaktionen bei Neugeborenen fast regelmäßig negativ (Longo Tamajo, Bentzen-Folmer). Bentzen-Folmer fand bei sämtlichen 317 untersuchten Neugeborenen, die zum Teil auch von tuberkulösen Müttern stammten, konstant negative v. Pirquetsche Reaktion. Allerdings kommen hier auch andere Momente in Betracht, vor allem die von Bondy, aber auch von v. Groër und Kassowitz betonte mangelhafte Reaktionsfähigkeit der Haut des Neugeborenen. Daß aber auch bei Neugeborenen eine positive Reaktion bei vorhandener tuberkulöser Infektion prinzipiell möglich ist, beweist der schon erwähnte Fall Zarfls.

Bei der Tuberkulose der Rinder scheint die placentare Übertragung häufiger vorzukommen (vgl. Albrecht, Klepp, Hauser, Albien). Charakteristisch ist auch hier das primäre Befallensein der Leber und der Nachbarorgane.

Ähnlich wie bei der Tuberkulose dürften die Verhältnisse auch bei der Lepra liegen. Ohne tatsächliche Beweise zu erbringen, haben viele ältere Autoren (Danielssen, Bökh, Bälz, zit. nach Wassermann und Keyßer) die Rolle der „erblichen" Übertragung für die Lepra betont. Wenn auch heute durch den Ausbau der intravitalen Kontagionslehre der Lepra besonders von v. Dührings, Hellat, Jeanselme, Sticker u. a. der placentare Infektionsmodus nicht mehr für die Verbreitung der Lepra im allgemeinen als maßgebend aufgefaßt werden kann, so müssen wir doch mit Zambacco Pacha und besonders nach den neuesten Befunden von Sugai und Sugai und Monobe annehmen, daß der placentare Übergang der Leprabacillen tatsächlich vorkommen kann. Sugai konnte im Blute eines Neugeborenen und eines Foetus, dann gemeinschaftlich mit Monobe im Blute von 5 weiteren Neugeborenen aus lepröser Familie mikroskopisch Leprabacillen nachweisen. Bemerkenswert ist, daß auch hier (vgl. Tuberkulose) diese Autoren keinen Zusammenhang zwischen dem Grade der leprösen Veränderungen der Placenta und dem Vorkommen der Leprabacillen im Blute von Neugeborenen feststellen konnten. Ebenso bemerkenswert erscheint die schon von Zambacco-Pacha betonte Resistenz des Neugeborenen gegen Lepra; auch in den Fällen japanischer Forscher war das Neugeborene frei von Erscheinungen, wenn auch die fötalen Anhangsgebilde leprös verändert waren.

Daß der Übergang der Syphilis auf den Foetus durch die Placenta die häufigste Übertragungsform dieser Krankheit darstellt, kann heute als erwiesen gelten. Neben den hierfür maßgebenden Gründen, die in den Abschnitten „germinale Übertragung" und „Immunität" angeführt sind, kommen namentlich die Ergebnisse der histopathologischen und bakteriologischen Forschung in Betracht. Es existieren allerdings auch hier einige Befunde, die von den Leugnern der hämatogenen Infektionsweise als für ihre Anschauungen beweisend aufgefaßt werden. So will Rosinski pathologische Veränderungen nur am fötalen Anteil der Placenta gefunden haben. Auch die Mehrzahl der bakteriologischen Untersuchungen ergaben entweder äußerst spärliche oder negative Spirochätenbefunde in der Placenta überhaupt, während die kindlichen Organe von ihnen überschwemmt waren (Schaudinn, Paschen, Ménétier und Rubens-Duval, Wallich und Levaditi, Nattan-Larrier und Brindeau, Mucha und Scherber, Simmonds, Hübschmann, Ritter), oder sie konnten dieselben fast ausschließlish im fötalen Anteil der Placenta nachweisen (Schaudinn, Mohn, Gräfenberg, Pauli u. a.). Allein Nattan-Larrier und Brindeau, Hübschmann, Trinchese, Baisch erhoben gegenteilige Befunde. Nach Wechselmann muß man sich den Vorgang der Syphilisübertragung von latent luetischen Müttern so vorstellen, daß die sicher nur sehr spärlich im Blut zirkulierenden Spirochäten von der Placenta wie von einem Filter abgefangen und daselbst wie in jedem besonders blutreichen Organ angereichert werden. Sie gelangen zuerst in die intervillösen Räume und von dort nach der Durchwanderungstheorie von Birch-Hirschfeld und Lubarsch in den fötalen Kreislauf. Aber auch umgekehrt ist der Weg gangbar (Trinchese), indem die Spirochätennester aus den fötalen Viscera durch den Blutstrom ausgeschwemmt werden, durch die Nabelarterie in die Placenta foetalis gelangen und von dort erst ebenfalls durch Durchwanderung allmählich in den mütterlichen Anteil eindringen. Experimentell wurde der Frage von der placentaren Syphilisübertragung bisher nur von Uhlenhuth nähergetreten, der in den Hoden eines jungen Kaninchens von einer syphilitischen Mutter Spirochäten nachweisen konnte.

Was die Verteilung der Spirochäten im syphilitischen Foetus betrifft, so entspricht sie im allgemeinen den sichtbaren pathologischen Veränderungen (Sobernheim). Nur in besonders weit vorgeschrittenen Gewebszerstörungen sind sie häufig schon der Phagocytose anheim gefallen und daher nicht mehr zu finden (Versé). Manchmal finden sie sich auf septikämische Art fast auf sämtliche Organe gleichmäßig verteilt, und zwar am häufigsten bei Totgeburten. Das Prädilektionsorgan κατ' ἐξοχήν für die Spirochäteninvasion ist die Leber (Levaditi, Gierke, Beitzke), was ebenfalls für die placentare Provenienz des Infektes spricht.

Auch in den Ovarien und Hoden ist das Vorkommen oft ein sehr reichliches (Levaditi und Sauvage, Bab, Grouven, Simmonds), ferner in der Magendarmschleimhaut (Fränkel). Gar nicht selten findet sich eine mehr oder weniger ausgesprochene Osteochondritis syphilitica mit Spirochätenbefund (Versé, Beitzke u. a.). Positive Befunde wurden ferner erhoben in Thyreoidea und Pankreas von Gierke, Hübschmann, Simmonds, Schlimpert, von letzterem noch in der Thymus, von Simmonds im Zentralnervensystem, in gummösen Produkten von Leber, Lungen und Darmwand von Hoffmann, Babes und Mironescu, ferner Fränkel, Reuter, Shaw, Warthin, Buschke und Fischer beschreiben Fälle von luetischer Myokarditis mit Spirochätennachweis beim Neugeborenen. Auch die Nierensyphilis resp. luetische Nephritis ist ein häufiges Vorkommnis beim infizierten Neugeborenen (Levaditi, Versé). Karvonen hebt hervor, daß, je geringer der Zeitraum zwischen elterlicher Infektion und Geburt ist, um so häufiger Nierenveränderungen beim Kinde konstatiert werden können. Von besonderem Interesse ist es schließlich, daß auch in den Zahnkeimen kongenitalluetischer Föten Spirochäten nachzuweisen sind (Pasini). Damit ist die Spezifität der Hutchinsonschen Zähne bei angeborener Syphilis erwiesen.

Die Infektion der Frucht von seiten der Mutter kann höchstwahrscheinlich in jedem Moment des intrauterinen Lebens erfolgen. Dies beweisen einmal die verschiedenen Stadien der Erkrankung, in denen syphilitische Kinder geboren werden (Rietschel, Baisch u. a.), ferner die beschriebenen Fälle von Kindern postkonzeptionell infizierter Mütter. Von diesen Kindern wird eine verhältnismäßig große Zahl lebend geboren (9 von 14 nach Bab, Lesser), manche erweisen sich sogar als dauernd syphilisfrei (M. Kassowitz, Hochsinger). Demgegenüber muß auf Beobachtungen von Bergh, Oedmansson und Buschke und Fischer hingewiesen werden, die bei Infektion der Mutter im 9. resp. 8. Schwangerschaftsmonat Syphilis der Neugeborenen konstatieren konnten, und zwar handelte es sich im letzteren Falle um eine macerierte, spirochätendurchsetzte Frucht. Nach Hochsinger ist aber die Chance für das Kind, gesund geboren zu werden, um so größer, je näher die Akquisition der mütterlichen Lues der Geburt gerückt ist. Daß aber das Gesundbleiben solcher gefährdeter Früchte ein sehr problematisches ist, darauf hat namentlich Rietschel mit Recht hingewiesen. Er machte nämlich darauf aufmerksam, daß der größere Teil der luetischen Neugeborenen völlig symptomenfrei zur Welt kommt und größtenteils um die 6. bis 8. Lebenswoche sekundäre Hauterscheinungen u. dgl. bekommt. Damit stimmen auch die serologischen Befunde von Halberstätter, Müller und Reiche, ferner Wechselmann u. a. überein, die bei Kindern luetischer Mütter erst um die 6. Woche positiv werdende Wassermannsche Reaktion fanden. Rietschel schließt hieraus, da ihm eine monatelange Latenz der Erkrankung beim Neugeborenen unannehmbar scheint, daß es sich bei diesen Fällen um eine Infektion intra partum handelt. Daß die Frucht während der ganzen Gestation durch eine luetische Frau tatsächlich frei von Infektion bleiben kann, beweist der lehrreiche Fall von Haslund, wo bei dem gesund geborenen Kinde einer syphilitischen Frau ein typischer, den Zangenblättern entsprechender Primäraffekt auftrat.

Der Kuriosität halber sei noch am Schluß ein Fall placentarer Übertragung von Carcinom erwähnt. Friedreich hat beim Kinde einer an allgemeiner Carcinomatose erkrankten Mutter eine Carcinommetastase beobachten können. Eine Deutung dieses Falles ist naturgemäß vorläufig nicht möglich, zumal wir nicht einmal wissen, ob Carcinom ein Prozeß infektiöser Natur ist oder nicht. Nach den heute am meisten verbreiteten Anschauungen würde es sich hierbei um den Übergang der Carcinomzellen selbst von der Mutter auf das Kind handeln müssen, ein Vorgang, der mindestens als eine enorme pathologische Rarität zu bezeichnen ist. Der Fall ist auch deswegen bemerkenswert, weil ja bekanntlich der junge Organismus eine weitgehende Immunität gegenüber echtem Carcinom aufweist.

Wie wir gleich am Anfang unserer Besprechung der placentaren Infektionsübertragung betont haben, ist für das Zustandekommen krankhafter Veränderungen beim Fötus im Anschluß an eine Infektionskrankheit der Mutter neben dem Übergang von Bakterien auch der Übertritt von deren krankmachenden Stoffwechselprodukten, Toxinen, in Betracht zu ziehen. In der Tat hat Schmidlehner den placentaren Übergang von Diphtherietoxin (in 13 Fällen von 16) und somit die prinzipielle Durchlässigkeit der Placenta für Toxine beim Meerschweinchen nachweisen können. Wurden „überletale“ Toxindosen angewendet, so starben die Früchte sogar früher als die Muttertiere. Diese interessanten Versuche sind, unseres Wissens, ziemlich vereinzelt geblieben*), was um so auffallender erscheint, als man nicht selten von Intoxikation des Fötus, Toxinschädigung der Placenta u. dgl. zu hören Gelegenheit hat. So wird z. B. für die Erklärung der vor allem von französischen Autoren betonten erblichen Disposition für Tuberkulose und der hohen

*) Die Versuche von Linser und Haller, die durch Röntgenbestrahlung Zerstörung der Leukocyten bei der Mutter herbeiführten und den analogen Vorgang beim Fötus durch die Annahme des Übergangs der im mütterlichen Organismus gebildeten Leukotoxine erklären wollen, sind deswegen nicht beachtenswert, weil ja die Zerstörung der weißen Blutkörperchen bei der Frucht ebenfalls durch den Einfluß der Bestrahlung ohne weiteres erklärt werden kann.

Morbidität und Mortalität von Kindern tuberkulöser Eltern (Planchu und Devin, Voron u. a.) die Schädigung der Frucht durch von der Mutter übergehende Toxine, Cytotoxine u. dgl. (Landouzy und Laederich) neuerdings herangezogen. Ähnlich erklärt Bab (vgl. auch Fournier) die Entwicklungshemmung nichtkongenital luetischer Kinder (mit negativem Spirochätenbefund) syphilitischer Eltern durch eine derartige „syphilotoxische" Wirkung. Daß die Frucht akut oder chronisch von seiten der kranken Mutter diaplacentar intoxiziert werden kann, ist natürlich sehr gut denkbar; wahrscheinlich kommen sogar öfters gemischte Formen von Infektion und Intoxikation vor, doch ist aus Mangel an experimentellem Tatsachenmaterial eine auch nur annähernd verläßliche Beurteilung der Rolle der placentaren Toxinübertragung derzeit nicht möglich.

b) Amniogene Infektion.

Die Möglichkeit einer Infektion der Frucht durch das Fruchtwasser auch bei intakten Eihäuten steht außer Zweifel. Nur ist die Beurteilung hierher gehöriger Fälle und ihre Abgrenzung gegenüber den nach dem Blasensprung erfolgenden Infektionen eine äußerst schwierige. Schmorl hat die Zerstreuung der Tuberkelbacillen von einem Tuberkel der Placenta ins Fruchtwasser beobachtet. Hellendall hat experimentell die aktive Einwanderung von intravenös oder intraperitoneal eingebrachten Kolibacillen in die Amnionflüssigkeit zeigen können. Die wichtigste Eintrittspforte dürfte in solchen Fällen der Magendarmkanal der Frucht sein, auch wenn wir die Ansicht von Scheib über die infektionsschützende Wirkung der Vernix caseosa nicht ohne weiteres akzeptieren können. Unsicher dagegen ist die Frage, ob die Infektionserreger auch die intakten Eihäute von der Vagina aus passieren können (vgl. auch Krönig bei Menge und Krönig), wenn auch Simon (für Milzbrand) und Hellendall (für Koli) einen derartigen Übergang beobachtet haben wollen. Für den Menschen ist jedenfalls die Permeabilität der Eihäute von der Vagina aus als unbewiesen vorderhand abzulehnen (Noack), zumal auch beim Kaninchen der von drei Eihüllen gebildete intakte Eisack für Bac. prodigiosus, pyocyaneus, Anthracis, für Diphtherie- und Tetanustoxin nach Raineri als impermeabel zu betrachten ist.

Infektion während der Geburt.

Mit dem plötzlichen Übergang der Frucht aus einem normalerweise als steril aufzufassenden Milieu in die infizierte Außenwelt, wie er bei der Geburt stattfindet, sind nun für Infektionen jeder Art die mannigfaltigsten Gelegenheiten geboten, neben denen, mit Ausnahme der Syphilis, der placentare Modus in den Hintergrund treten muß. Schon mit den während der Geburt sich abspielenden Vorgängen ist eine Anzahl von Infektionen des Neugeborenen ursächlich verbunden, so daß bei der ätiologischen Erforschung der Infektionskrankheiten der ersten Lebenstage dieser Umstand in erster Linie berücksichtigt werden muß.

Folgende Momente spielen bei dem Zustandekommen der Infektion des Kindes intra partum die hauptsächlichste Rolle: 1. Vorzeitiger Blasensprung und das damit verbundene längere Verweilen des Kindes in einer infizierten, es von allen Seiten umspülenden Flüssigkeit. 2. Die Lage des Kindes, indem naturgemäß die Beckenend- und Fußlagen ungünstiger sind (Keim). 3. Der Keimgehalt des Fruchtwassers, Geburtskanals und Genitalsekretes der Mutter. 4. Physiologische Traumen und vorgenommene Encheiresen (als Trauma und Infektionsquelle). Als Eintrittspforten können hierbei epitheliale Defekte der Haut, die Schleimhäute der Körperöffnungen usw. fungieren, wie wir das bei den Infektionen im allgemeinen zu beobachten gewohnt sind. Doch kommt einigen von ihnen eine gerade für das Zustandekommen der intra-partum-Infektionen besonders typische Bedeutung zu. Es sind dies besonders: der Respirationstraktus, der Magendarmkanal und die Conjunctiven.

Die Aspiration des Fruchtwassers, die hauptsächlich durch die Nase erfolgen soll (Noack), ist einer der wichtigsten ätiologischen Faktoren für das Zustandekommen der septischen Pneumonien des Neugeborenen, vor allem wenn es sich um infiziertes Fruchtwasser handelt. (Hecker, Küstner, Silbermann, Legry Dubrisay, Orlowski, Demelin et Létienne, Galtier, Eberth, Lubarsch, Tsutsuny, Scheib, Krönig, Noack, experimentell an Hunden Hellendall.)

Hochheim weist darauf hin, daß fast bei jedem Neugeborenen in den Lungen vereinzelte Plattenepithelien und Talgtröpfchen zu finden sind, die nur durch Aspiration des Fruchtwassers dorthin gelangt sein können. Dieser Befund Hochheims zeigt uns, wie oft bei der Geburt die Gelegenheit einer pulmonalen Infektion des Neugeborenen gegeben ist. Dadurch ist es auch verständlich gemacht, daß hier nicht einmal der vorzeitige Blasensprung und die verlängerte Geburtsdauer für das Zustandekommen der Infektion notwendig ist, sondern daß eine Aspirationspneumonie des Neugeborenen auch bei ganz normal verlaufender Geburt, ähnlich wie die Gonoblenorrhöe, durch pathogene Keime des Vaginalsekrets entstehen kann. Ob die Aspiration eines an und für sich nicht infektiösen Fruchtwassers das Zustandekommen einer Inhalationspneumonie durch die Beistellung des nötigen Nährbodens für die Luftkeime begünstige, wie das seinerzeit Küstner hervorgehoben hat, ist theoretisch nicht von der Hand zu weisen. Doch kann diesem Momente nicht allzu große Bedeutung beigemessen werden, da, wie aus den oben angeführten Befunden Hochheims hervorzugehen scheint, die Pneumonie des Neugeborenen ein viel häufigeres Ereignis sein müßte, als es in der Tat der Fall ist. Auch die experimentelle Begründung dieser Annahme Küstners stammt aus dem Anfang der bakteriologischen Ära (Hohenhausen, Geyl) und ist unseres Wissens mit den neueren verbesserten Methoden nicht nachgeprüft worden*).

*) Die in der Literatur vorhandenen Fälle von Neugeborenenpneumonie, die als Beispiel für die Küstnersche Lehre herangezogen werden könnten, wie z. B. die von Gärtner beschriebene Staphylokokken- und Streptokokkenpneumonie-

Die Aspiration des Fruchtwassers, vor allem bei protrahierten Geburten, kann dann selbstverständlich auch weitere Folgen haben, so z. B. Meningitis purulenta einmal von der Nase aus (Bonhof und Esch, Noack), aber auch auf dem Wege der Otitis media, indem, wie es Aschoff gezeigt hat, die Aspiration des Fruchtwassers durch die Tube auch in die Paukenhöhle erfolgen kann. Bakteriologisch handelt es sich zumeist um Staphylo- und Streptokokken, Kolibacillen, auch anaerobe Bakterienarten (Krönig, Noack u. a.) übereinstimmend mit der Flora des mütterlichen Genitaltraktes und der Lochien.

Eine große Bedeutung kommt bei der Geburt der Infektion des Magendarmkanals zu, zumal es sich hier nicht nur um das Eindringen der pathogenen Mikroorganismen, sondern auch um die Einstellung der normalen Darmflora handelt. Es kommt hierbei fast ausschließlich der orale Weg in Betracht, wenn auch Schild dem Anus als Eintrittspforte für die Meconium-Flora besondere Bedeutung beimißt. Nach Escherich trifft das nur für das Bact. coli zu, hauptsächlich aber soll die Infektion vom Munde aus (vgl. auch Popoff*) durch das Verschlucken des mütterlichen Vaginalschleimes, der wieder vom Anus der Mutter aus infiziert ist, erfolgen. Es stammt daher ein großer Teil der Darmvegetation des Kindes direkt von der Mutter her (Noack). Daß der orale Weg für die Infektion des Magendarmkanals des Neugeborenen die Hauptrolle spielen muß, zeigen auch die neueren Untersuchungen von Pincherle, der bei einigen Fällen angeborener Atresia ani dieselbe Darmflora wie bei normalen Kindern fand. Schon 6 bis 8 Stunden post partum sind reichliche Bakterien im Meconium zu finden (Escherich). Nach Tissier kann man die Entwicklung der Darmflora des Neugeborenen in 3 Phasen einteilen:

1. Sterile Phase, von der Geburt bis 6 bis 10 Stunden post partum.
2. Phase der zunehmenden Infektion, die bei natürlicher Ernährung am 3. Tage ihr Maximum erreicht.
3. Stadium der Transformation der Darmflora: quantitative Abnahme und qualitative Veränderung der Bakterienvegetation und Einstellung normaler Milchstühle.

Das Meconium ist ein günstigerer Nährboden für die Bakterien als die Milchstühle. Dementsprechend ist die der 2. Phase zugehörige Bakterienentwicklung (auch die der Fäulniserreger) eine sehr lebhafte und kann mit vorübergehenden Störungen ex intoxicatione (vgl. Cramer) einhergehen. Vielleicht ist hiermit die von v. Reuß gefundene, am 3. bis 4. Lebenstage (in ca. 50 Proz. der Fälle) zu beobachtende starke Indicanurie des Neugeborenen, die am 1. Tage und bei gesunden Säuglingen vollständig fehlt, in Zusammenhang zu bringen. Es ist auch daran zu denken, daß die ebenfalls von v. Reuß und von Heller beschriebenen regelmäßigen transitorischen Fiebersteigerungen bei Neugeborenen ihre Ursache in diesen Umwälzungen der Darmflora haben.

---

epidemie in der Heidelberger Klinik (herbeigeführt durch infiziertes Bettstroh), können anders und einfacher gedeutet werden.

*) Zit. nach Cramer.

Den Zusammenhang zwischen der pathologischen Infektion der kindlichen Mundhöhle mit dem bakteriologischen Befund der mütterlichen Vagina zeigen die schönen Untersuchungen Noacks, aber auch vieler anderer (Schild, Kneise, Schalk, Linzenmeier u. a.). Noack untersuchte bei großen Reihen von Müttern und Kindern das Vaginalsekret der ersteren und das Mundsekret der letzteren (vor der ersten Säugung) bakteriologisch und fand eine weitgehende Übereinstimmung in den beiden Bakterienfloren. Meistens handelte es sich um Staphylo- und Streptokokken. Bac. coli, vaginalis, aerogenes, bifidus, die sonst in der Vagina der Mutter öfters angetroffen werden, hat Noack im kindlichen Munde nie finden können, was er auf Verschiedenheit der Reaktion zurückführt. Diese Befunde stimmen mit denen von Kneise überein. Schild konnte in einigen Fällen auch Bact. coli im kindlichen Munde nachweisen, ebenso Schalk, der auch Pseudodiphtheriebacillen gefunden haben will. Über ähnliche Befunde berichtet Linzenmeier. Auch gonorrhoische Mundinfektionen des Kindes kommen vor (Rosinski, Kast, Leyden). Röthler berichtete über einen Fall von Nasendiphtherie eines Neugeborenen mit Ausbreitung auf den gesamten Darmtraktus (mit Freilassen des Larynx), dessen Mutter in der Urethra echte Diphtheriebacillen aufwies. Auch Soor der mütterlichen Vagina kann aufs Kind übertragen werden (Veit). Von Mund und Nase aus kann dann auch die Infektion der Anhangsgebilde (Speicheldrüsen, Kiefer-, Stirnhöhle usw.) erfolgen (Bonnaire und Keim, Linzenmeier und viele andere). Die Infektion des Mundes erfolgt am häufigsten dann, wenn der Blasensprung vor dem Eintritt des Kopfes ins kleine Becken erfolgt (Bonnaire und Keim). Keim betont, daß diese Infektion häufig bei den Geburten mit nachfolgendem Kopf vorkommt. Der Mund der in der sog. „Glückshaube" geborenen Kinder ist steril (Keim).

Eine reichliche Kasuistik zeigt uns ferner, daß durch Verschlucken von infiziertem Fruchtwasser Gastroenteritis mit allen Sekundärerscheinungen zustande kommen kann (Epstein, Behrend, Krönig, Cramer u. v. a.). Es sind dies Fälle mit Erbrechen vor der ersten Nahrungsaufnahme, stinkenden Meconiumstühlen, Fieber und dgl. mehr (Behrend).

Ähnlich wie mit dem Munde verhält es sich mit anderen Körperöffnungen, vor allem mit der Vagina neugeborener Mädchen. Noack hat in 10 Fällen die kindliche Scheide bakteriologisch untersucht und die Befunde mit den in der mütterlichen Vagina erhobenen verglichen. Viermal war die kindliche Scheide steril, in 6 Fällen war die Flora mit der mütterlichen identisch, in 2 Fällen von kindlicher Vulvitis (mit gleichzeitiger Stomatitis) sind dieselben anhämolytischen Streptokokken wie im Lochialsekret gefunden worden. Daß eine kindliche gonorrhoische Vulvovaginitis intra partum akquiriert werden kann (Epstein, Menge und Krönig, Koblanck u. a.), ist selbstverständlich; bei protrahierten Geburten kann dieselbe schon während der Geburt zum Ausbruch kommen (Koblanck).

Bei weitem die häufigste und bedeutsamste Eintrittspforte für die pathogenen Keime während der Geburt stellt die Conjunctiva dar. Da es sich hierbei meistens — wie Haab, Krause, Zweifel u. a., vor allem aber Bumm zuerst erkannt haben — um Gonokokkeninfektion (41 Proz. aller Fälle von Blenorrhoea neonatorum nach Groenouw, nach der neuesten Statistik von Bartels sogar 54 Proz.) handelt, so ist es auch kein Wunder, daß in der vor-Credéschen Zeit die Blenorrhoea neonatorum besonders in den Gebär- und Findelanstalten wütete und ihr durchschnittlich 8,9 Proz., manchmal aber bis 50 Proz. (!) aller Kinder anheimfielen (vgl. ältere Statistiken von Hausmann, Kilian usw., auch bei Runge), während heutzutage die Erkrankungsgefahr bei den Geburten in den Anstalten auf 0,48 Proz. und dementsprechend die Zahl der Erblindungen infolge Augenblenorrhöe von ca. 30 Proz. auf 13 Proz. aller Blinden (in den Anstalten) gesunken ist (Best).

Der häufigere Infektionsmodus ist weniger der, daß die Keime bei der Geburt von dem Sekret der mütterlichen Genitalien direkt in den Conjunctivalsack des Neugeborenen gelangen, als vielmehr der, daß die an den Wimpern, Augenlidern oder sonst am Gesicht haftenden Sekrettröpfchen durch Manipulationen nach Beendigung der Geburt (Reinigung, Abwaschen usw.) in das Auge eingebracht werden (Haukmann, Bumm, Runge u. a.). Ist die Blase vorzeitig gesprungen, so ist die Möglichkeit für die Infektion der Conjunctiven auch intra uterum gegeben. Das Kind kommt dann entweder mit ausgebildeter Ophthalmoblenorrhöe zur Welt, oder sie entwickelt sich sofort nach der Geburt. Das ist natürlich ein seltenes Vorkommnis, doch existiert in der Literatur eine ganze Anzahl derartiger Fälle (vgl. die Zusammenstellungen von Runge, Graefe-Saemisch usw.). Aus der neuesten Zeit berichtet Dorland über einen derartigen Fall.

Neben dem Gonokokkus Neißer kommen hierbei auch viele andere Erreger in Betracht. Streptokokken, Staphylokokken, Pneumokokken, Kolibacillen, diphtherieähnliche Stäbchen u. dgl. mehr können ähnliche Bilder erzeugen (Axenfeld, Groenouw, Bartels u. a.). Selbstverständlich können sich auch im Anschluß an eine Ophthalmoblenorrhöe des Neugeborenen nicht nur lokale Komplikationen, z. B. Dacryocystitis (Hirsch, Peters, Eliasberg), sondern auch Prozesse septischen und pyämischen Charakters entwickeln. Bemerkenswert sind vor allem gonorrhoische Affektionen des Neugeborenen, die manchmal einer Gonoblenorrhöe folgen können. So haben Deutschmann, Hocheisen, Hamm nach einer primären Ophthalmoblenorrhöe Gonohämie mit arthritischen Erscheinungen bzw. Abscessen der Sehnenscheiden an den Extremitäten beobachten können. Goto berichtet neuerdings über gonorrhoische Gelenksaffektionen, bei Mitbeteiligung des Hodens, Nebenhodens und Samenstranges*).

Seit der Entdeckung der v. Prowazek-Halberstätterschen Einschlußkörperchen bei Trachom ist man auf einen klinisch der Gonoophthal-

*) Es sei hier auf das neueste erschöpfende Sammelreferat von Philippi (Blennorrhoea neonatorum. Diss. Straßburg 1913) verwiesen.

moblenorrhöe ähnlichen Prozeß bei Neugeborenen aufmerksam geworden, der tatsächlich dem Trachom der Erwachsenen nahezustehen scheint (Wolfrum). Es ist dies die sog. Einschlußblenorrhöe, ophthalmie à inclusions der französischen Autoren. Die Infektion soll ähnlich wie bei der Gonoblenorrhöe beim Geburtsakt vom Genitale der Mutter aus (Einschlußvaginitis bzw. -urethritis) erfolgen. Heymann hat in einer Reihe interessanter Untersuchungen festgestellt, daß die v. Prowazek-Halberstätterschen Einschlüsse auch im Genitalsekret nicht Trachomatöser vorkommen und daß sie sich auch für die Affen als infektiös erwiesen haben. Im Gegensatz zu Herzog und Lindner, der bei der Einschlußblenorrhöe direkt von „infantilem Trachom" spricht und sogar das echte Trachom vom Genitale abzuleiten geneigt ist, betont Heymann, daß diese drei Begriffe: Trachom, Gonoblenorrhöe und Einschlußconjunctivitis nicht miteinander identifiziert werden dürfen. Was die Häufigkeit der Einschlußblenorrhöe anbelangt, so gehört nach Morax die Mehrzahl der nicht gonorrhoischen Conjunctivitiden des Neugeborenen hierher.

Die Seltenheit der Hautaffektionen des Neugeborenen hat Scheib, wie wir es schon erwähnt haben, zu der Annahme geführt, daß die Vernix caseosa einen Schutz gegen das Eindringen der Bakterien darstelle. Doch hat schon Staub auf den Zusammenhang zwischen puerperalen Infektionen und dem Pemphigus neonatorum simplex hingewiesen, was von Henoch für einen Teil der Fälle bestätigt wurde. Auch neuerdings sind von Noack, Cathala (die Geburt hat 6 Stunden gedauert) derartige Fälle beobachtet worden. Von Paulsen sind 6 Fälle von gonorrhoischem Exanthem des Neugeborenen mitgeteilt worden. Es ist natürlich in derartigen Fällen schwer zu entscheiden, ob die Hauterscheinungen primär sind oder, wie z. B. in dem Fall von intrauteriner Erysipelübertragung von Scheib von einer anderen, etwa im Munde gelegenen Eintrittspforte ausgehen.

Schließlich können auch noch durch physiologische Geburtstraumen, vor allem aber durch zu diagnostischen oder therapeutischen Zwecken vorgenommene Encheiresen alle möglichen Infektionen auf das Kind übertragen werden, wenn entweder der Geburtskanal bereits infiziert ist oder aber die Asepsis bei den verschiedenen Manipulationen oder Operationen eine mangelhafte ist. Zu der ersten Kategorie würde z. B. der interessante Fall Haslunds von Syphilisübertragung durch den Forceps im Moment der Geburt gehören.

Infektionen der ersten Lebenstage.

Mit der vollendeten Geburt des Kindes sind neue Bedingungen für das Zustandekommen von Infektionen gegeben, welche dem Neugeborenen teils auch mit den älteren Individuen gemeinsam sind, teils aber nur für dieses selbst charakteristisch sind. Zu diesen letzteren gehört in erster Linie die Nabelwunde, deren Bedeutung als Eintrittspforte für pathogene Keime das ganze Gebiet der Infektionen der ersten Lebenstage beherrscht. Es ist das Verdienst von Howitz (1863), Runge, ferner Epstein, Erösz, Grósz u. a., diese wichtige Tatsache erkannt und begründet zu haben. Welche enorm wichtige Rolle dieser Infektionsmodus für die Kindersterblichkeit spielt, zeigen die neuesten Statistiken von Keller, nach denen jeder 14. eheliche, bzw. jeder 6. bis 7. uneheliche Säugling an Nabelinfektion zugrunde geht.

Was zunächst die Quellen der Nabelinfektion anbelangt, so sind dieselben in der Umgebung der neugeborenen Kinder zu suchen. Eine besondere Berücksichtigung verdient der Zusammenhang der kindlichen extrauterinen Infektionen mit dem Puerperium der Mutter (Hecker), der neuerdings wiederum betont wurde (Linzenmeier, Noack). Es geht dies aus der so häufigen Übereinstimmung der Keimflora der Lochien und den Mastitiserregern, den Bakterien der kindlichen Körperöffnungen und der infizierten Nabelwunde (Heynemann, Linzenmeier) hervor. Noack nimmt sogar an, daß den Scheidenkeimen eine größere Bedeutung für das Zustandekommen der kindlichen Infektionen als den Außenkeimen zukomme vor allem wegen der enormen Infektionsgelegenheit. Er stützt sich dabei auch auf die Befunde Lamers, der die Möglichkeit der Virulenzsteigerung der Scheidenkeime nachgewiesen hat (die während der Schwangerschaft anhämolytischen Streptokokken der Scheidenflora werden nach der Geburt hämolytisch). Aber auch die Außenkeime, die durch die Hand der Hebamme bzw. Pflegerin, unsaubere, infizierte Wäsche (Barbier), Verbandstoffe, Schwämme, Badewasser, Kehricht, Staub u. dgl. mehr in die Nabelwunde eingeschleppt werden können, spielen keine geringe Rolle.

Sind Kinder mit ihren im ersten Stadium des Puerperiums sich befindenden Müttern in größerer Zahl zusammengebracht, ohne daß der modernen Anti- und Asepsis Rechnung getragen wird, wie das vor allem in der vor-Listerschen Zeit in den Findel- bzw. Gebäranstalten der Fall war, so sind auch alle Bedingungen für die Übertragung von Kind zu Kind gegeben. Aber auch jetzt kommt es noch zu Nabelinfektionen von direkt epidemischem Charakter, wo die Hebamme, wie dies namentlich auf dem Lande vorkommt, ihren Beruf ohne aseptische Kautele (steriles Verbandzeug, Gummihandschuhe usw.) nur als Nebenbetrieb ausübt. Einer Privatmitteilung verdanken wir einen Fall von Tetanusepidemie der Neugeborenen (auf dem Lande), der als Schulbeispiel hierfür angeführt werden kann. Die Übertragung erfolgte durch die Hebamme, die sich in der berufsfreien Zeit mit Gartenbau beschäftigte und ihren Beruf mit den mit Erde beschmutzten Händen erledigte. Bekannt ist auch der Fall von Hoche, der (1902) von einer Hebamme berichtete, die in ihrer Praxis innerhalb eines Jahres 7 mal Gangrän des Nabels, 1 mal eine Omphalitis und 1 mal einen Ulcus ombilici verschuldete.

Weitere Bedingungen für das Zustandekommen der Nabelinfektion ergeben sich aus dem Verlaufe des Nabelschnurabfalls und der Wundheilung. Der am Kinde haftende, der Ernährung beraubte Nabelstrangrest stirbt ab und wird nach Runge als Fremdkörper auf dem Wege der demarkierenden Entzündung abgestoßen. Es ist das Verdienst Runges, gezeigt zu haben, daß dieser Absterbeprozeß nur dann als Mumifikation vor sich geht, wenn der Nabelschnurrest trocken gehalten wird. Ein Verband, der ihn feucht und unter Luftabschluß hält, führt zur feuchten Gangrän desselben.

Dies beweist der bekannte Versuch Runges: Schneidet man ein Stück einer Nabelschnur in zwei Teile, läßt einen Teil frei, den anderen unter einer Glasglocke liegen, so ist der erste nach 5 Tagen völlig und geruchlos mumifiziert, während der andere der Fäulnis anheimfällt.

Von der Behandlung des Nabelschnurrestes hängt also im wesentlichen das Zustandekommen und besonders die Entwicklung der Infektion ab. Der frische Nabelstrang des Neugeborenen ist als steril aufzufassen (Cholmogoroff). Daß bei der Gangrän alle Bedingungen für die Entwicklung von Fäulniserregern und pathogenen Keimen gegeben sind, ist selbstverständlich, aber auch bei der Mumifikation sind von Cholmogoroff Staphylokokken und sogar Streptokokken gefunden worden, und zwar in dem dem Nabel zunächst liegenden Strangabschnitt, während in dem distalen Ende des Nabelstrangrestes nur Saprophyten anzutreffen waren. Die Menge dieser Bakterien ist von der Verbandsmethode abhängig (Basch).

Es ist klar, daß von der Nabelwunde aus alle möglichen spezifischen Infektionen stattfinden können, so z. B. Diphtherie (Hassenstein, Gertler, Toch u. a.), Lues (6 Fälle von Hutinel) usw. Weitaus die größte Bedeutung kommt hier aber dem Tetanus zu. Die Übertragung erfolgt durch Staub, Kehricht, unreine Verbände, Hände der Hebamme (vgl. den oben angeführten Fall), aber auch von Fall zu Fall. Der inkonstanten Inkubationsdauer bei Tetanus entsprechend beginnt die Krankheit meistens zwischen dem 5. bis 12. Lebenstage, aber auch ein später erfolgender Ausbruch kann mit der Nabelinfektion in Zusammenhang gebracht werden. Die trotz der Serumbehandlung infauste Prognose des Tetanus neonatorum wird von Hermann Marcus einerseits durch die häufige Kombination mit Sepsis (nach Vaillard, Vincent, Schütz wird die Toxinbildung bei Tetanus durch Mischinfektionen begünstigt), andererseits durch ein besonderes Verhalten der Muskulatur des Neugeborenen (Soltmann, Westpal, zitiert nach Hermann Marcus) erklärt. Die Erkrankung ist heutzutage eine sehr seltene geworden, was mit dem Rückgang der Wundinfektion im allgemeinen im Zusammenhang steht. Doch kommt der Tetanus neonatorum auch jetzt noch in manchen Gegenden, namentlich auf dem Lande (Miron in Rumänien, Liszt in Ungarn, Manolescu in Italien, zitiert nach Runge), in erschreckender Häufigkeit vor.

Bei weitem die häufigste und bedeutsamste Infektion der Nabelwunde wird durch obligate und fakultative Eitererreger herbeigeführt. Es handelt sich hierbei zumeist um Staphylo- und Streptokokken (Baginski, Meyer, Babes, Finkelstein u. a.), aber auch Infektionen mit Pyocyaneus (v. Wassermann), Koli (Porak und Durante) u. dgl. mehr kommen vor. Der Prozeß kann entweder lokal bleiben (Ulcus und Fungus ombilici) oder durch Sekundärinfektion der schlecht verheilenden Nabelwunde nach Abfall des Strangrestes und Obliteration der Gefäße (Runge) einen progredienten, phlegmonösen Charakter annehmen. Auf diesem Wege kann es dann zur Infiltration der Bauchdecken und direktem Übergreifen des Prozesses auf das Peritoneum, nach den älteren Autoren sogar auf Pleura und Mediastinum kommen. Bei den zur Metastasierung und Sepsis führenden Infektionen der Nabelwunde ist das Befallensein der Nabelgefäße, vor allem der Nabelarterie maßgebend (Runge, Epstein, Monti, Birch-Hirschfeld, Lomer, Finkelstein, Wassermann; s. bei Runge, ferner Hutinel, Finkelstein), wenn auch dabei die Rolle der Nabelvene, die vor allem von den alten Autoren (Bednar, Widerhofer) betont worden ist, nicht vernachlässigt werden darf (Birch-Hirschfeld, Durante, Calcaterra u. a.). Auf diese Weise können die verschiedensten Organe und Organsysteme vom Nabel aus infektiös erkranken.

Im Gegensatz zu den Angaben älterer Autoren (Buhl, Widerhofer, Müller), welche die häufigsten Komplikationen der Nabelsepsis in der Bauchhöhle gesehen haben wollen, was allerdings für die Verbreitung der Infektion auf dem Wege der Nabelvene zum Teil wenigstens zutreffend sein dürfte (Durante, Calcaterra usw.), betont Runge die Häufigkcit der Pneumonie im Anschluß an Nabelsepsis. Auch Wassermann hat unter seinen 11 Fällen 7 mal eine metastatische Pneumonie beobachten können. Auf das Vorkommen der meningealen Komplikationen hat, abgesehen von den älteren Angaben, u. a. Knöpfelmacher aufmerksam gemacht. Verständlich ist es auch, daß die Nabelsepsis mit Schwellung der Leber, Milztumor, parenchymatöser Nephritis, Endokarditis, Gelenkaffektionen, multiplen Abscessen u. dgl. einhergehen kann. Auch die Buhlschen und Winkelschen Krankheitsbilder, die jetzt meistens als Infektionsprozesse aufgefaßt werden (Brandenburg), dürften in einigen Fällen mit der Nabelsepsis in Zusammenhang stehen (vgl. auch den Fall von Röthler). Ähnliches trifft vielleicht für einige Fälle von hämorrhagischer Diathese bei Neugeborenen zu (vgl. Schwarz und Ottenberg). Schließlich ist noch zu bemerken, daß die Nabelwunde die häufigste Eintrittspforte für das Erysipel des Neugeborenen ist (Labbè, Runge, Hutinel u. a.).

Abgesehen von der Nabelwunde können bei Neugeborenen selbstverständlich alle anderen Epithelialdefekte zu Eintrittspforten für Mikroorganismen werden. Hervorzuheben ist die große Zartheit der äußeren Körperdecken und Schleimhäute, durch die das häufige Vorkommen zufälliger Verletzungen gleich nach der Geburt (Encheiresen usw.), aber auch später (mangelhafte Pflege, grobe Manipulationen) verständlich wird*).

Die kleinsten Verletzungen der Haut in Gestalt von ekzematösen, intertriginösen Erosionen, Rhagaden, Decubiten werden häufig zum Ausgangspunkte verschiedener Hautaffektionen wie des Erysipels, der Furunculose u. dgl. mehr, und zwar sowohl durch Kontakt als durch Autoinfektion. Ähnlich wird wahrscheinlich der Pemphigus neonatorum simplex übertragen (Lit. s. bei Runge), indem es sich hierbei um reine Staphylokokkeninfektion handelt (Hofmann), wenn auch Passini neuerdings im Pemphigus simplex eine epidemische Infektionskrankheit nach Art der Varicellen (Erreger: „Diplococcus pemphici neonatorum“) mit unbekannter Eintrittspforte sehen will. Dasselbe gilt von der vom Pemphigus simplex vielleicht nur klinisch verschiedenen (Leiner, Hofmann u. a.) Dermatitis exfoliativa (Ritter), (vgl. Sorgente u. a.).

*) Auch durch Operationen besonders des Caput succedaneum und des Kephalhämatoms können Infektionen herbeigeführt werden. Dieselbe Bedeutung kommt den seltenen Mißbildungen, wie Spina bifida, Enkephalokelen, Nabelschnurhernien, Ektopia Vesicae u. dgl. mehr zu.

Auch Fälle von Soor der Haut sind bekannt (Ibrahim). Daß das Erysipel von allen Epithelialdefekten ausgehen kann, ist selbstverständlich, so z. B. im Falle von Rouvier von einer Excoriation der Vulva.

Die Entzündung der kindlichen Brustdrüse, Mastitis neonatorum, steht mit der Tätigkeit dieses Organes (Hexenmilch) im Zusammenhang, welche wahrscheinlich durch den placentaren Übergang von Sekretion anregenden Hormonen von der Mutter verursacht wird. Das auslösende Moment ist in den Traumen zu suchen, besonders in dem vielfach geübten Auspressen der kindlichen Brustdrüse. Nach Lange (zit. nach Knöpfelmacher in Pfaundler-Schloßmanns Handbuch) sind schon unter physiologischen Verhältnissen in den Milchdrüsengängen der Neugeborenen Mikroorganismen enthalten, es handelt sich also im wesentlichen um eine Autoinfektion, wenn auch natürlich das mütterliche Puerperium, die pflegende Hand u. dgl. als Infektionsquellen von Bedeutung sein können. Ohne daß dafür eine befriedigende Erklärung gegeben werden könnte, besteht in der großen Anzahl der Fälle von Mastitis neon. (40,9 Proz.) ein Zusammenhang mit der Mastitis der Mütter (Pallesen).

Daß die Conjunctiven auch nach der Geburt infiziert werden können, ist selbstverständlich. Doch macht in der neuesten Zeit Credé-Hörder besonders darauf aufmerksam, daß die sog. Spätinfektion der Ophthalmoblennorrhöe nicht auf indirektem Wege, sondern gleich bei der Geburt zustande kommen kann. Die Gonokokken gelangen nämlich in die Meibomschen Drüsen, bleiben dort längere Zeit ohne sichtbare Wirkung, und erst wenn es zur eitrigen Sekretion kommt, werden auch die Conjunctiven ergriffen. Bemerkenswert ist, daß nach Heimann die Tränensackeiterung ein nicht seltenes Vorkommnis bei Neugeborenen darstellt, und zwar als Folge des kongenitalen Verschlusses des Ductus nasolacrymalis.

Die Schleimhäute, vor allem die des Mundes, sind durch ihre Zartheit und die Unmöglichkeit, sie rein zu halten, für die Aufnahme der Infektionserreger besonders geeignet. In der Mundhöhle sind es besonders die Bednarschen Aphten, die als wichtige Eintrittspforte anzusehen sind. Neuerdings hat wiederum Linzenmeier eine ganze Reihe schwerer pseudodiphtherischer Infektionen von den Bednarschen Aphten ausgehen sehen (vgl. auch Brecelj). Besonders verhängnisvoll ist das vielfach geübte Auswischen des kindlichen Mundes nach den Mahlzeiten mit dem Finger oder einem unreinen Lappen (Epstein). Vielfach ist auch auf die Infektion der Speicheldrüsen des Neugeborenen hingewiesen worden (Legneux mit nachträglicher Mastitis der Mutter, Hofschitter, unter 7 Fällen 6 Frühgeburten, Brettschneider u. a.), die, wie Brettschneider ausführt, meistens bei unreifen Kindern zutage tritt. Die Ursache dafür liegt in der noch nicht genügenden sekretorischen Tätigkeit der Drüsen, wodurch Bakterien aus den Ausführungsgängen nicht ausgeschwemmt werden können. Die Bedeutung des lymphatischen Apparates der Rachenorgane für das Zustandekommen der Infektion scheint bei Neugeborenen eine auffallend geringe zu sein (Finkelstein), was wohl mit der noch mangelhaften Ausbildung dieser Organe zusammenhängt. Von diesem Gesichtspunkte aus besitzt das Neugeborene keine lokale

Disposition im Sinne Escherichs für diejenigen Krankheiten, die ihren Ausgang von den Tonsillen zu nehmen pflegen. Eine echte Tonsillardiphtherie beim Neugeborenen gehört zu den größten Seltenheiten, wenn auch einige derartige Fälle in der Literatur bekannt sind (Anden u. a.).

Dafür ist die Nasenschleimhaut die Prädilektionsstelle für die überdies sehr seltene Diphtherie des Neugeborenen (Schlichter, Kayser, Forest, Röthler, Wolkenstein, Glatard, Czemeszka, Smaniotto, Terrien u. a.). Die Diphtherieinfektion des Neugeborenen erfolgt meistens nach einer Diphtherie der Mutter bzw. bei Kindern von bacillentragenden Müttern (Röthler). Der placentare Übergang ist nicht beobachtet worden, und es handelt sich demnach meistens um Kontaktinfektionen. Die von Schlichter hervorgehobene „individuelle Disposition“ für Diphtherie des frühesten Kindesalters kann heutzutage durch die Abwesenheit des normalen Diphtherieantitoxins im Serum Neugeborener erklärt werden. Nach den Befunden von Fischl, v. Groër und Kassowitz sind nur ca. 16 bis 15 Proz. aller Neugeborenen frei von Diphtherieantitoxin und nur diese 16 bis 15 Proz. können an Diphtherie erkranken. Daraus erklärt sich vielleicht, warum Schlichter während einer Diphtherieepidemie in der Findelanstalt in Wien (1892) unter 91 Säuglingen nur 14 Diphtheriefälle gehabt hat.

Der Schleimhaut des Respirationstraktes kommt eine weitere Bedeutung für das Zustandekommen der pneumonischen Infektionen, aber auch der Tuberkulose zu. Es dürfte sich hier um dieselben Verhältnisse wie im späteren Alter, nämlich weniger um die Infektion durch die Luft, als durch die Flüggesche Tröpfcheninfektion handeln*). Auf diese Weise können sowohl gewöhnliche Pneumonien (vgl. die schon zitierten Fälle Gärtners), als auch die bei Neugeborenen im allgemeinen seltene tuberkulöse Pneumonie (Geipel, auch der neueste Fall von Zarfl) und die bei Neugeborenen enorm seltene Cervicaldrüsentuberkulose (La Fetra) entstehen, so daß wir jedenfalls diesen Infektionsmodus der Tuberkulose nicht nur zugunsten der Lehre v. Baumgartens von der „hereditären“ Übertragung, aber auch der von v. Behring verfochtenen Infektionsweise auf dem Darmwege vernachlässigen können.

Derselbe Infektionsweg dürfte auch für die überhaupt enorm seltenen Fälle von Pertussis neonatorum (Sticker) der gewöhnliche sein, nachdem nach den allerneuesten Untersuchungeu von Mallory (Boston Med. and Surg. Journ. 169. 1913. Nr. 16. S. 515) in der Trachea die wahrscheinliche Eintrittspforte für den Bordetschen Bacillus zu suchen ist.

Die Bedeutung des Darmtraktes für das Zustandekommen von Infektionen beim Neugeborenen und Säuglinge wurde im Laufe der Entwicklung der bakteriologischen Ära zum Gegenstand lebhafter Diskussionen, ohne daß wir noch heute ein abschließendes Urteil darüber gewinnen können.

Für das Neugeborene haben wir schon das Allernötigste im Abschnitt über die intra-partum-Infektionen gesagt. Hier werden wir uns nur auf das Wesent-

*) Auf die Bedeutung des tuberkulösen Milieus für den Neugeborenen hat neuerdings wieder Pollak aufmerksam gemacht.

lichste beschränken, indem die Fragen nach den Darminfektionen der ersten Lebensperiode schon mehr in die Säuglingspathologie gehören.

Die Fragestellung ist der Hauptsache nach die folgende: Welche sind die Quellen der Infektion des Darmes im allgemeinen und inwiefern kann eine primäre lokale Affektion des Darmes eine Allgemeininfektion bzw. -intoxikation des Organismus zur Folge haben?

Die Quellen der primären Infektion des Darmes sind, abgesehen von den schon besprochenen Infektionsmöglichkeiten bei der Geburt, der Hauptsache nach die folgenden: Infektiöse Prozesse der Mutter (Puerperium, Mastitis, zufällige lokale Infektionen, z. B. Paronychie, im zweiten Falle Cramers), besonders aber die Nahrung, die Milch*).

Was die Beantwortung der zweiten Frage anbelangt, so ist zunächst festzustellen, ob überhaupt die Darmwand den Übertritt der Erreger in die Blut- bzw. Lymphbahnen gestattet. Für das Neugeborene kommen hierbei zwei Momente in Betracht: erstens die außerordentliche Zartheit und Lädierbarkeit des Neugeborenendarmes, ferner das Fehlen der im späteren Alter vorhandenen zusammenhängenden Schleimdecke des Darmtraktes (Disse), zweitens die von Geßner und auch von Ganghofner und Langer betonte paraportale Resorptionsmöglichkeit durch den Duct. Arantii. Dieser Umstand dürfte allerdings mehr für die Resorption giftiger Bakterienprodukte von Bedeutung sein.

Die strittige Frage der sog. Darmsepsis im frühen Kindesalter, die hauptsächlich von Escherich, Epstein, Fischl u. a. aufgestellt wurde, ist fast durchwegs an Säuglingen studiert worden. Daher wollen wir auf diese komplizierten Verhältnisse nicht näher eingehen. Zweifellos ist auch der Übergang der Erreger vom Darm aus unter Umständen beobachtet worden (Escherich, Czerny und Moser u. a.) und es wird sicherlich bei schwersten Darmaffektionen mit groben Läsionen der Schleimhaut zu Allgemeininfektion, ja zur Perforation kommen können (Finkelstein). Doch ist die Beurteilung hierhergehöriger Fälle eine sehr schwierige, indem, wie im lehrreichen Fall Seifferts, nach mühsamem Suchen eine andere Infektionsquelle gefunden werden kann (im Fall Seifferts in einem winzigen Absceß der Nabelvene ohne lokale Erscheinungen). Es ist klar, daß eine „larvierte" Sepsis Darmaffektionen zur Folge haben kann („Septikämische Infektion mit gastrointestinalen Symptomen" Fischls). Die Darmaffektionen können schließlich in allen möglichen Formen verlaufen, sogar unter dem Bilde einer Appendicitis, wie es der kürzlich von Canaguier und Hamel mitgeteilte Fall zeigt.

Aus den Resultaten der Experimente an Tieren können wir über die Durchlässigkeit des Darmes Neugeborener folgendes entnehmen: Beim neugeborenen Kaninchen findet ein Übertritt der Bakterien vor allem in die Lymphbahnen statt (Uffenheimer), beim Meerschweinchen, mit Ausnahme des Tuberkelbacillus, aber nicht (Uffenheimer, auch Hilgermann). Der Übergang von Tuberkelbacillen scheint konstant vorzukommen (Hilgermann, Uffenheimer, Bartel, Weichselbaum und Bartel, Schloßmann und Engel u. a.). Schloßmann

*) In sehr seltenen Fällen kann die Infektion auch vom Anus aus erfolgen (Epstein). Die Bedingungen dafür sind ähnlich denen, die bei anderen Gelegenheiten besprochen worden sind: Bettzeug, Wickelwäsche, ferner Klistierrohr, Thermometer u. dgl. mehr.

und Engel haben — im Sinne der v. Behringschen Lehre — nachzuweisen versucht, daß die vom Darm aus resorbierten Tuberkelbacillen auf hämatogenem Wege eine primäre Lungenaffektion zu erzeugen imstande sind. Um dem Einwand zu begegnen, daß es bei Verfütterung von Tuberkelbacillen mittelbar zur Infektion der Luftwege komme, haben diese Autoren Tuberkelbacillenaufschwemmungen direkt in den Magen junger Meerschweinchen gebracht, nach einigen Stunden diese Tiere getötet, worauf sie dann im Tierexperiment in ihren Lungen Tuberkelbacillen nachweisen konnten. Doch ist auch dieser Versuch nicht als beweiskräftig anzusehen, nachdem Uffenheimer gezeigt hat, daß Bakterien vom Magen durch den Ösophagus aufsteigen und eine direkte Infektion der Luftwege herbeiführen können.

Für die Beurteilung der Darminfektionen des Neugeborenen ist ferner die Frage nach dem Übergang der Bakterien und eventuell ihrer Produkte in die Milch von großem Interesse. Auf die Möglichkeit der Infektionsübertragung durch die Milch haben zuerst P. Müller und seine Schülerin Eitner aufmerksam gemacht. Escherich fand dann, daß in der Milch septischer Wöchnerinnen in der Tat Staphylokokken vorkommen (vgl. auch Karlinski). Bumm jedoch fand die Milch puerperal infizierter Mütter in einigen Fällen völlig keimfrei, und umgekehrt ist von Cohn und Neumann gezeigt worden, daß in der Milch vollkommen gesunder Frauen Staphylokokken vorkommen können, die sich aber für das Kind als unschädlich erweisen. Es kommt offenbar bei derartigen Versuchen auf die angewandte Methodik an und gerade die negativen Ergebnisse fallen hierbei mehr ins Gewicht. So sind nach Basch und Weleminsky die Bakterien nur dann in der Milch zu finden, wenn die Mamma lokal affiziert ist; allerdings versiegt dann auch meistens die Milchsekretion. Indessen berichtet neuerdings Scordo im Gegensatz zu Daddi, daß bei typhusinfizierten Ziegen monatelang Typhusbacillen mit der Milch ausgeschieden werden, was ja für den Typhusbacillus nach dem analogen Verhalten bei anderen Drüsen (Nieren) nicht gerade auffallend erscheint.

Im Anschluß an die v. Behringsche Lehre müssen wir noch an dieser Stelle kurz auf die Möglichkeit der galactogenen Tuberkuloseübertragung eingehen, obgleich diese Frage weniger für das Neugeborene als für das spätere Säuglingsalter von unmittelbarer Bedeutung ist. Wir haben aber schon gesehen, daß gerade für Neugeborene (bei Tieren) die Tatsache des Überganges der Tuberkelbacillen durch den Darm festgestellt worden ist. Es fragt sich nun, inwieweit die Milch tuberkulöser Mütter als Infektionsquelle in Betracht kommt*). Escherich, Vallin, Bang, Fede und de Bonis, Füster, Biehler, Rabinowitch, Schloßmann konnten in der Milch von in den verschiedenen Stadien der Tuberkulose befindlichen Frauen (im Gegensatz zur Milch perlsüchtiger Kühe) keine Tuberkelbacillen nachweisen. Dem gegenüber stehen die positiven Befunde von Roger und Garnier (bei Miliartuberkulose der Mutter), Moussu (sogar in 10 Proz. der untersuchter Fälle), Nonewitsch (sogar mikroskopisch in 3 bis 6 Fällen). Noeggerath fand in der Milch von 26 tuberkulösen Frauen 1 mal stark virulente, 3 mal

*) Wir verweisen hierbei auf die allerneueste Arbeit von Cozzolino, Zur Frage: „Stillen bei Muttertuberkulose“. Arch. f. Kinderheilk. 60. 61. 1913. S. 221. Festschr. f. Baginsky. Zahlreiche Literatur.

schwach virulente, 1 mal fragliche Tuberkelbacillen. Wir müssen nach diesen Befunden mit Cozzolino den Schluß ziehen, daß der Übergang von Tuberkelbacillen in die Frauenmilch, vor allem bei vorgeschrittener Tuberkulose gelegentlich stattfinden kann, wenn dies auch, entgegen der Behauptung v. Behrings, ein ziemlich seltenes Ereignis darstellt.

Auf den eventuellen Übergang tuberkulo-toxischer Stoffe in die Milch tuberkulöser Mütter hat zuerst Marfan aufmerksam gemacht. Diese Frage wurde dann von Guillemet, Rapin und Fortinau, Patron auch experimentell in Angriff genommen, und es zeigte sich, daß durch intraperitoneale Injektion gekochter*) Milch von tuberkulösen Frauen bei tuberkulösen Meerschweinchen charakteristische Fiebererscheinungen hervorzurufen waren (Überempfindlichkeitsreaktion). Dies wurde auch von Maffucci, de Michele, Michelazzi beobachtet. Diese Autoren behandelten auch gesunde Tiere mit Injektionen von gekochter Milch tuberkulöser Frauen bzw. ließen junge Tiere bei tuberkulös infizierten Ammentieren trinken und konnten in allen diesen Fällen bis zum Tode fortschreitende Kachexie ohne tuberkulöse Organveränderungen nachweisen. Jemma konnte dasselbe durch Verfütterung abgetöteter Tuberkelbacillen bei jungen Kaninchen beobachten.

Von ganz besonderer Bedeutung ist die Infektiosität der Milch syphilitischer Frauen. Diese altbekannte Tatsache hat aber erst neuerdings eine glänzende experimentelle Bestätigung in den Untersuchungen von Uhlenhuth und Mulzer gefunden. Diesen Autoren ist sowohl der Spirochätennachweis (im Dunkenfeld) in der Milch sogar symptomfreier Mütter (mit positivem Wassermann), als die Übertragung der Syphilis mit der Milch im Tierexperiment geglückt.

Was schließlich die Infektion des Neugeborenen mit unbekannten Erregern anbelangt, so ist die enorme Seltenheit der akuten Exantheme (Scharlach, Masern, Röteln, Varicellen) in den ersten Lebenstagen hervorzuheben. Schick, der nur über einen Fall von Pospischill (Scharlach bei einem 7tägigen Kinde) berichten konnte, betont, daß die in der Literatur häufig beschriebenen Fälle von Scarlatina neonatorum auf diagnostische Irrtümer zurückzuführen sind. Masern sind bei Neugeborenen meistens dort beobachtet worden, wo ihre Mütter diese Krankheit im früheren Alter nicht durchmachen konnten, so z. B. während der Masernepidemien auf den Faröern (Bartsch). Auf diese Verhältnisse werden wir bei Besprechung der Immunität des Neugeborenen näher einzugehen haben. Röteln will Schukowski bei einem Neugeborenen beobachtet haben, doch bietet die diagnostische Beurteilung solcher Fälle naturgemäß große Schwierigkeiten.

Immunität des Neugeborenen.

Wir haben bisher die verschiedensten Infektionsmöglichkeiten beim Neugeborenen besprochen und konnten feststellen, daß er in mancher Hinsicht gegenüber dem Erwachsenen im Nachteil ist, da er in erhöhtem Maße als dieser eines Schutzes gegen infektiöse Schädlichkeiten bedarf, der ihm aber nur in unvollkommener Weise in seiner wenig widerstands-

*) Nach Maffucci sind die Endotoxine der Tuberkelbacillen koktostabil und auch gegen Verdauungssäfte resistent.

fähigen Haut und Schleimhaut mit der physiologischen Bresche der Nabelwunde, dem völlig geänderten, oft noch nicht auf die definitive Art funktionierenden Zirkulations- und Respirationsmechanismus und endlich seiner Abhängigkeit von der größeren oder geringeren hygienischen Sorgfalt seiner Behüter zuteil wird. Und trotzdem kann man nicht selten beobachten, daß der Neugeborene selbst bei vorhandener Gelegenheit von der Infektion frei bleibt. Je deutlicher seine große Empfänglichkeit gegenüber septischen und pyämischen Infektionen, Gonorrhöe, Lues usw. ist, um so auffälliger tritt bei ihm das seltene Befallenwerden durch manche andere Infektionen zutage. Aber auch bei denjenigen Krankheiten, für die der Neugeborene eine gesteigerte Empfänglichkeit besitzt, verhält er sich in der lokalen und allgemeinen Reaktion gegenüber den betreffenden Bakterien und ihren Produkten nicht selten verschieden vom älteren Säugling und dem Erwachsenen, so daß man wohl berechtigt ist, von einer Allergie des Neugeborenen zu sprechen. Beim Studium derselben wird erstens die Frage nach ihrem Ursprung und zweitens nach ihrem Effekt aufzuwerfen sein, d. h. inwiefern er sich auch bezüglich seiner allergischen Eigenschaften in Abhängigkeit von den Eltern, vor allem von der Mutter befindet oder sich von ihnen unterscheidet, was für Hilfsmittel ihm zur Abwehr und Bekämpfung der Infektionen zur Verfügung stehen und wie er sie zu verwerten weiß.

Eine nur annähernd vollständige Beantwortung dieser Fragen ist derzeit überhaupt unmöglich, weil für die Beurteilung zahlreicher wichtiger Probleme meistens nur sehr dürftige tatsächliche Anhaltspunkte vorliegen, die oft durch ziemlich vage Begriffe, wie hereditäre Belastung, Disposition, Resistenz u. dgl. mehr ersetzt werden. Indessen ist es gerade das Studium der individuellen Reaktionsfähigkeit des Neugeborenenorganismus gegenüber den von außen her einwirkenden Agentien, das uns für das Verständnis nicht nur des Infektionsverlaufes beim Neugeborenen selbst, sondern auch der Entwicklung der allergischen Fähigkeiten des menschlichen Organismus überhaupt wichtige Aufschlusse liefern kann.

Hereditäre und germinale Übertragung der Immunität.

Was den Ursprung der allergischen Eigenschaften des Neugeborenen anbelangt, so ist hier vor allem die Frage nach dem Vorkommen einer echten ererbten neben einer germinal übertragenen Immunität aufzuwerfen Im Gegensatz zur Infektion sind bei der Übertragung der Immunität beide Möglichkeiten denkbar, ja praktisch sogar schwer voneinander zu trennen. Es ist klar, daß sich die Frage nach der hereditären bzw. germinalen Übertragung der Immunität zum Teil mit der Frage nach der paternen Übertragung decken muß, vor allem, weil wir beim Studium einer maternen bzw. ovulären Übertragungsmöglichkeit kaum den während der Schwangerschaft auftretenden placentaren Stoffaustausch zwischen Mutter und Kind ausschließen können. Dies trifft prinzipiell nicht nur für Säugetiere, sondern auch in gewisser Beziehung für Vögel zu (Dzierzgowski).

Die paterne Übertragung der Immunstoffe, die früher öfters behauptet wurde (Duclaux, Arloing), muß nach den Argumenten von Ehrlich geleugnet werden. Ehrlich hat durch seine grundlegenden Versuche an abrin- und rizin-immunen Mäusen schon im Jahre 1892 einwandfrei zeigen können, daß es eine paterne Übertragung der Immunität nicht gibt, daß aber ferner auch der ovuläre Modus als recht unwahrscheinlich anzusehen sei, indem die Enkel immuner Mütter selbst keine Immunität aufweisen. Dieser Befund Ehrlichs ist, abgesehen von einigen wenigen zweifelhaften Angaben (Tizzoni und Centanni für Lyssa- bzw. Tetanusimmunität, Charrin und Gley für Pyocyaneusantikörper) unwidersprochen geblieben und konnte wiederholt von Ehrlich selbst (mit Hübener), aber auch von Wernicke, Vaillard, Lustig u. a., in der neuesten Zeit wiederum von Truche und Alilaire bestätigt werden. Ein Befund, der für die ovuläre Übertragung der allergischen Eigenschaften sprechen könnte, ist in der letzten Zeit von Krause erhoben worden. Krause hat — im Gegensatz zu anderen Autoren (Rosenau und Anderson, Otto, Lewis u. a.) — beobachten können, daß Anaphylaxie der Mütter (mit Tuberkelbacillenprotein sensibilisierte Meerschweinchen) auch auf die Enkeltiere übertragen werden kann (in 9 von 61 Fällen). Sollte sich diese Tatsache als richtig erweisen, so müßte sie wohl im Sinne einer — sonst allerdings nicht beobachteten — placentaren Übertragung intrauterin erworbener Eigenschaften gedeutet werden. Paterne Übertragung der Anaphylaxie ist jedenfalls nicht einwandfrei beobachtet worden*).

Dagegen ist die Möglichkeit einer hereditären Beeinflussung der Kinder, sei es im Sinne einer gesteigerten allgemeinen Resistenz gegen allerlei schädliche Einwirkungen, also auch gegen Infektion, sei es im Sinne einer besonderen Empfänglichkeit — Disposition — schon auf Grund der banalen Überlegung: gesunde Eltern erzeugen gesunde Kinder, theoretisch nicht von der Hand zu weisen.

Laitinen konnte zeigen, daß mit Alkohol vorbehandelte Meerschweinchen Junge erzeugten, die für infektiöse Noxen, speziell für Diphtherietoxin besonders empfänglich waren.

Dasselbe wäre natürlich auch hinsichtlich anderweitiger Schädigungen, z.B. chronischer Infektionskrankheiten, denkbar. Es suchen auch neuerdings verschiedene, vor allem französische Autoren, statistisch den Nachweis zu erbringen, daß Kinder tuberkulöser Eltern eine gesteigerte Morbidität und Mortalität aufweisen (Planchu und Devin, Voron, Landouzy und Laederich). Doch erstens ist diese Tatsache nicht als solche anerkannt (Cornet und viele andere) und zweitens kommt es hierbei auf alle möglichen Momente an (placentare Schädigung durch toxische Substanzen, Einfluß des Milieu u. dgl. mehr), die nichts mit der Heredität zu tun haben. Die zahlreichen Versuche, die für die Tuberkulosedisposition einen experimentell fundierten Ausdruck schaffen sollten (Charrin und Riche:

*) Paterne Übertragung der Anaphylaxie will Schenk nachgewiesen haben, doch sind die von ihm beschriebenen anaphylaktischen Erscheinungen so leicht, daß man im Zweifel sein kann, ob es sich wirklich um Anaphylaxie gehandelt habe.

Anomalien des Gewichtes und der Harnbeschaffenheit, Robin und Binet: Anomalien im Salz- und Gaswechsel bei Neugeborenen tuberkulöser Eltern), sind auch als gescheitert aufzufassen, da zwischen derartigen Anomalien und einer gesteigerten Disposition kein Zusammenhang einzusehen ist (Baumgarten). Nach dem Gesagten müssen wir uns mit Walsch gegenüber der Lehre von der echten hereditären Disposition für Tuberkulose ablehnend verhalten.

Daß die echte Vererbung auch durch sogenannte biologische Feststellungen zum Ausdruck kommen kann, zeigen die schönen Versuche von v. Dungern und seinen Schülern, die im Anschluß an die bekannte Landsteinersche Lehre von den gruppenspezifischen Strukturen des Blutes über die Vererbung derselben angestellt worden sind. v. Dungern konnte nämlich gemeinsam mit Hirschfeldt und Brockmann zeigen, daß sich das kindliche Blut bezüglich seiner gruppenspezifischen Struktur entweder wie das mütterliche oder wie das väterliche verhält, daß es aber nie eine Struktur aufweist, die nicht im Blute der Eltern vorhanden wäre.

Placentare Übertragung der Immunität.

Anders ist es mit der intrauterinen Übertragung der allergischen Eigenschaften. Hierbei spielt der placentare Übertragungsmodus unstreitig die wichtigste Rolle, zumal dieser als ein physiologischer Vorgang aufzufassen ist.

Der amniogenen Übertragung der Immunstoffe kommt eine weit geringere Bedeutung zu, wenn auch von N. Zuntz und Wiener (zitiert nach L. Zuntz) gewisse Stoffe ohne Vermittlung des Fötus von der Mutter ins Fruchtwasser übergehen können, und Polano auch den Übergang von präcipitablen Substanzen und von spezifischen Antikörpern (Anti-Staphylolysin) ins Fruchtwasser beobachten konnte. Erstens müßte die Immunisierung der Frucht auf diesem Wege — aktiv bei Übergang des Antigens, passiv beim Übertritt des Immunstoffes selbst — nur oral, also vom Magendarmkanal aus erfolgen, zweitens ist die Feststellung eines derartigen Vorgangs praktisch und experimentell nur schwer möglich. Nähere und tatsächliche Anhaltspunkte fehlen uns hierbei vollständig.

Auf welche Weise kann nun die placentare Übertragung der allergischen Eigenschaften der Mutter auf das Kind stattfinden? Die grundlegende Aufklärung über diese Vorgänge, wie überhaupt die ersten streng wissenschaftlichen Untersuchungen über die Übertragung der Immunität von der Mutter auf das Kind verdanken wir ebenfalls dem Scharfsinn Ehrlichs. Nach Ehrlich gibt es theoretisch folgende Möglichkeiten: 1. Durch aktive Immunisierung der Mutter kommt es zum Übergang des Antigens auf die Frucht, wodurch dieselbe ebenfalls aktiv immunisiert wird. 2. Die aktiv aber auch passiv immunisierte Mutter gibt dem Fötus fertige Antikörper ab: passive Immunisierung des Kindes. 3. Haften dem zur passiven Immunisierung der Mutter verwandten Antikörper Antigenreste an, so ist — theoretisch — auch eine teils passive, teils aktive Immunisierung des Kindes nicht auszuschließen. Daß ein Übergang des Antigens von der Mutter auf das Kind intrauterin stattfinden kann, haben wir im Kapitel über Infektion zur Genüge besprochen. Aber auch nicht bakterielle Antigene können die placentare Scheidewand passieren: Ascoli fand z. B., daß Eiereiweiß unter Umständen (wenn es in großen Mengen in den mütterlichen Kreislauf gebracht wird) auf das Kind übergehen kann. Indessen hat die intrauterin erworbene Immunität, wenigstens in der überwiegenden Mehrzahl der Fälle, einen passiven Charakter (Ehrlich). Derselbe äußert sich zunächst darin, daß die Immunkörper, soweit sie nicht durch Säugung beständig erneuert werden, rasch nach der Geburt aus dem kindlichen Kreislauf eliminiert werden (1—7 Wochen). Die Immunität der Jungen bleibt ferner durch diejenigen Faktoren unbeeinflußt, die eine Steigerung der aktiven Immunität zur Folge haben würden, z. B. durch Infektion der Mutter in der letzten Schwangerschaftszeit (Stäubli), auch wird ein derartiger Anstieg auf Pilocarpinbehandlung der Jungen nicht beobachtet (Rostoski und Funck).

Was den placentaren Übergang verschiedener Antikörper anbelangt, wie er von zahlreichen Autoren gefunden worden ist, so können wir uns hier ziemlich kurz fassen, da bereits ausgezeichnete Zusammenstellungen über dieses Gebiet vorliegen (Kehrer, Heymann, Pfaundler, Morgenroth und Braun, Maunu af Heurlin*).

Im Tierexperiment wurden zunächst die älteren positiven Angaben über den diaplacentaren Durchtritt verschiedener Antikörper von fast sämtlichen Autoren bestätigt. So bewies Vaillard trotz der negativen Befunde von Löffler (Ratten) und di Mattei (Kaninchen und Meerschweinchen), die nicht unanfechtbar sind, beim Kaninchen den von Chauveau (beim Schaf) gefundenen Übergang der Milzbrandimmunkörper. Ebenso konnte Kitasato die Befunde von Arloing, Cornevin und Thomas für die Antikörper des Rauschbrandes (bei Meerschweinchen) bestätigen. Positive Befunde liegen weiter vor von Klemperer, Panichi (am Kaninchen) für Pneumokokkenschutzkörper, von Burckhardt für Schafpocken, für Lyssa (allerdings nur in Ausnahmsfällen) von Högyes, Konràdi (an Hunden). Ebenfalls an Hunden konnten Kleine und Möllers den diaplacentaren Übergang der Piroplasmoseschutzkörper beobachten. Dasselbe gilt vom Tetanusantitoxin (Ehrlich und Hübener bei Meerschweinchen und Mäusen, Vaillard bei Kaninchen). Wenn auch Römer gegenüber Ransom ein schwankendes Ergebnis beim Pferde zu verzeichnen hatte, so wurde von Polano der endgültige Beweis für den tatsächlichen Übergang des Tetanusantitoxins geliefert. Dasselbe trifft für das Diphtherieantitoxin zu (Wernicke bei Meerschweinchen, auch Theobald Smith, Smith und Anderson, Brown**).

---

*) Wir verweisen vor allem auf das Referat Pfaundlers, das nach den oben angeführten Prinzipien Ehrlichs musterhaft kritisch zusammengestellt ist und auf das neueste französische Referat von Maunu af Heurlin. Étude d'ensemble sur la transmission des anticorps des ascendents à leur progéniture. (Arch. mens. d'obst. et de gyn. 1. 1912. S. 497.)

**) S. bei Brown Herbert, R., The immunising effect on Guinea pig of small doses of diphteriatoxin. Journ. of med. res. 27. 1913. S. 445.

Daß Dzierzgowski einen Übergang des Diphtherieantitoxins bei Hunden nicht beobachten konnte, ist nach Metchnikoff darauf zurückzuführen, daß das von Dzierzgowski zur passiven Immunisierung der Muttertiere verwandte Pferdeserum als artfremd nur schwer die placentare Scheidewand passieren könne.

Auch einen komplementbindenden Antikörper bei der Tuberkulose hat Schenk (bei Meerschweinchen) diaplacentar übergehen sehen.

Zahlreiche Angaben liegen über den diaplacentaren Übergang der Bakterienagglutinine vor. Bei der Infektion der Muttertiere mit Proteus vulgaris haben Lannelongue und Achard, Rodella, Stäubli spezifische Agglutinine im Fötalblut nachweisen können. Gargano und Fattori sahen allerdings nur dann Agglutinine gegen gewisse Diplokokken im Fötalblut auftreten, wenn auch der Übergang der Erreger selbst stattgefunden hatte. Achard und Bensaude, Dieudonné haben ferner den Übertritt der Choleraagglutinine bei Meerschweinchen beobachten können, und ebenso erbrachten Remlinger (Kaninchen und Meerschweinchen), Jurewitsch, Capaldi, Stäubli, Rostoski und Funck sowohl bei passiv wie aktiv immunisierten Meerschweinchen den Beweis für den Übergang der Typhusagglutinine. Dagegen konnte der diaplacentare Übertritt der Tuberkelbacillenagglutinine von Andérodias und Buard so gut wie niemals festgestellt werden.

Die placentare Übertragung der Immunität gegen pflanzliche Gifte, Rizin und Abrin, wurde, abgesehen von den klassischen Versuchen Ehrlichs an Mäusen, auch neuerdings von Truche und Alilaire an Ziegen beobachtet.

Den Übergang von Präcipitinen hat Merkel (Kaninchen), von hämolytischen Amboceptoren Kraus feststellen können. Bertino fand allerdings, daß die Immunhämolysine nur dann auf die Frucht übergehen können, wenn die Immunisierung des Muttertieres in der Tragzeit erfolgt, wenn also die aktive Immunisierung der Jungen nicht auszuschließen sei. Besondere Beachtung verdienen die Befunde von Kreidl und Mandl, die bei einer mit Rinderblut immunisierten Ziege nur ausnahmsweise den Übergang der Hämolysine auf die Frucht beobachten konnten. Dagegen haben diese Autoren zu zeigen versucht, daß der Frucht in der letzten Periode der Schwangerschaft die Fähigkeit, Antigene zu verankern und auf diese Weise aktiv Antikörper zu produzieren, zukomme. Dieselben können dann passiv von der Frucht auf die Mutter übertragen werden.

Der placentare Übergang der Immunopsonine findet nach v. Eisler und Sohma im Tierexperiment nicht statt (Meerschweinchen und Kaninchen).

Endlich berichtet in neuester Zeit Wegelius aus dem Institut von Madsen über eine Reihe sehr sorgfältig ausgeführter Untersuchungen an mit dem Lysin des Vibrio Nasik, Kolibacillen und gegen Tetanus immunisierten Ziegen und Kaninchen. Er hat die Muttertiere 1. aktiv vor der Deckung, 2. aktiv während der Gravidität, und 3. passiv mit artgleichem Serum immunisiert. Übereinstimmend mit den grundlegenden Feststellungen Ehrlichs fand Wegelius, daß 1. in allen Fällen, in denen das Serum der Muttertiere Antikörper enthielt, dieselben auch auf die Jungen übergingen, 2. daß diese Immunität der Jungen einen deutlich passiven Charakter habe, unabhängig von der Immunisierungsmethode, 3. daß der Immuntiter der Jungensera manchmal höher sei als der der Muttertiersera. Diese letztere Tatsache, die auch schon früher von Santi beim Übergang der gegen einen besonderen Diplokokkus gerichteten Agglutinine beobachtet worden ist, ist von besonderem Interesse und wir kommen noch bei der Besprechung der Beobachtungen, die am Menschen gemacht worden sind, auf sie zurück. Sie hat Wegelius zur Annahme geführt, daß die Placenta beim Vorgang des Übertrittes der mütterlichen Antikörper ins kindliche Blut sich nicht wie ein Filter passiv verhalte, sondern eine aktive Rolle spiele. Santi dagegen nimmt für seine Fälle die Möglichkeit einer aktiven Immunisierung an.

Anschließend an die Besprechung der diaplacentaren Immunitätsübertragung bei Säugern wollen wir der Vollständigkeit halber die Ergebnisse zahlreicher Forschungen über die Übertragung der Antikörper auf den Eiinhalt bei Vögeln besprechen, indem es sich hier, wie Dzierzgowski mit Recht betont, ebenfalls um passive Übertragung und nicht Vererbung erworbener Eigenschaften handelt. So fand Klemperer in Eiern tetanusimmuner Hühner das Antitoxin nur im Eidotter, nicht aber im Eiereiweiß, Kitt konnte im Eiinhalt choleraimmuner Hühner spezifische Immunstoffe nachweisen; Sclavo, im Gegensatz zu Klemperer, konnte nur im Eiereiweiß und nicht im Eidotter Diphtherieantitoxin auffinden. Vielleicht handelte es sich bei der tetanusantitoxischen Wirkung des Eidotters in Klemperers Versuchen um eine Wirkung der Lipoide, denen, wie wir aus den Untersuchungen von Wassermann und Takaki sowie Laroche und Grigaut wissen, die Fähigkeit zukommt, das Tetanusgift zu neutralisieren. Diese Übertragungsweise des Antitoxins, speziell des Diphtherieantitoxins, findet scheinbar bei Vögeln nur dann statt, wenn die Muttertiere aktiv immunisiert waren (Dzierzgowski). Dagegen glaubt Figari bei Hennen, sowohl bei passiver wie bei aktiver Immunisierungsmethode, den ovären Übergang der Tuberkelbacillenagglutinine nachgewiesen zu haben. Über die ovare Übertragung der Rizin- und Abrinimmunität bei Hennen konnte Lustig nur Negatives berichten.

Über den diaplacentaren Übertritt des anaphylaktischen Reaktionskörpers bei Meerschweinchen liegen Befunde von Rosenau und Anderson, Gay und Southardt, Otto, Lewis. Scaffidi*) (Anaphylaxie gegen Pferdeserum), Vaughan und Wheeler (gegen Hühnereiweiß), Baldwin, Krause (gegen Tuberkelbacillenproteine) vor. Auch dieser Vorgang ist von deutlich passivem Charakter (Otto) und ist sogar bei Jungen desselben Wurfes großen Schwankungen unterworfen (Lewis).

Auf die merkwürdigen und von anderen abweichenden Befunde, die Krause über die Übertragung der Anaphylaxie gegen Tuberkelbacillenproteine in die dritte Generation mitgeteilt hat, wurde bereits eingegangen.

Die Beobachtungen, die über den diaplacentaren Übergang der Antikörper am Menschen gemacht worden sind, decken sich im wesentlichen mit den Resultaten des Tierexperimentes. Zahlreiche Unter-

---

*) Sulla transmissione dello Stato anafilactico dalla madre alle prole. Riv. med. Jg. 29. 1913. Nr. 47. S. 1296.

suchungen sind besonders über den Übergang der Typhusagglutinine angestellt worden. Wenn Jehle, Kassel und Mann, Charrier und Apert, Etienne im Blute von Kindern typhuskranker Mütter keine Typhusagglutinine nachweisen konnten, müssen wir mit Scholtz, Chambrelent und St. Philippe, Mossé und Dennie, Stäubli, Zängerle, Schuhmacher, De Sandro und Tria annehmen, daß das entgegengesetzte Verhalten in der Mehrzahl der Fälle die Regel ist, vor allem wenn die Mutter erst in den letzten Schwangerschaftsmonaten an Typhus erkrankt ist (Schuhmacher). Auch der Übergang der Tuberkelbacillenagglutinine ist im Gegensatz zu den Ergebnissen des Tierexperimentes, bei Menschen von Lagriffoul und Pagès beobachtet worden.

Als physiologisch dürfte wohl der Übergang der Antikörper besonders bei denjenigen Infektionen aufzufassen sein, für die der Neugeborene erfahrungsgemäß eine weitgehende Unempfänglichkeit aufweist, so in erster Linie bei den akuten Exanthemen, speziell aber bei Masern. Nur ist naturgemäß der Nachweis derartiger Immunitätsübertragung für die akuten Exantheme zurzeit kaum experimentell möglich, weshalb wir auf ein rein klinisches Beobachtungsmaterial angewiesen sind. Für Masern haben wir trotzdem Anhaltspunkte genug, um den diaplacentaren Übergang der Antikörper von der in unseren Gegenden meistens masernimmunen Mutter auf das Kind als sicher zu betrachten. Zunächst ist die bekannte Immunität des Neugeborenen und des jungen Säuglings gegenüber Masern (Ackermann, Heubner, Geisler, Freund, Sperk, ferner Jürgensen-v. Pirquet u. a.)*) in den Gegenden, wo Masern keine Allgemeinerkrankung des Kindesalters darstellt, nicht mehr festzustellen. So sind mehrfach, wie schon im Abschnitt über Infektion gesagt wurde, während der Masernepidemie auf den Faröern (1890, Bartsch), aber auch in Island (1882) Masernausbrüche bei Neugeborenen beobachtet worden. Ebenso haben wir schon gesehen, daß es in Fällen, wo die Mutter Masern in der Schwangerschaft erst bekommt, zu einer Infektion des Kindes zweifellos kommen kann. Auch diese Immunität hat einen deutlich passiven Charakter, indem sie, wie wir aus dem täglichen Leben wissen, keinen dauernden Schutz zurückläßt. Hoff (bei Jürgensen-v. Pirquet) hat gelegentlich der Masernepidemie von 1875 auf den Faröern besonders darauf geachtet, ob Personen, deren Mütter während der letzten Epidemie (im Jahre 1846) gegen Ende der Schwangerschaft Masern durchgemacht hatten, die Krankheit akquirieren können. Alle 31 derartigen Fälle erkrankten ausnahmslos an Masern. Allerdings ist dieser Umstand noch kein zwingender Beweis gegen die intrauterine Erkrankung der Frucht, wie v. Pirquet ausführt, da es nach den Erfahrungen bei der Vaccine wahrscheinlich ist, daß die in den allerersten Lebensstadien

*) Freund hat z. B. unter 12 Kindern unter 9 Monaten, die einer Maserninfektion ausgesetzt waren, und ebenso Sperk bei Gelegenheit eines Masernausbruches auf einer Säuglingsabteilung bei unter 1 Monat alten Kindern keine einzige Erkrankung beobachten können.

erworbene Allergie durch den besonders intensiven Stoffwechsel der ersten Wachstumsperiode schneller schwindet als die später erworbene. Diesem Gesichtspunkte v. Pirquets dürfte vielleicht überhaupt eine allgemeinere Bedeutung zukommen.

Ähnlich wie bei Masern liegen die Verhältnisse wahrscheinlich bei dem für den Neugeborenen so seltenen Scharlach (Johannsen, Hoff, Salge, Schick u. v. a.). Doch fehlen uns irgendwelche sicheren Anhaltspunkte für die Entscheidung, ob es sich hierbei um die Wirkung der von der Mutter bezogenen spezifischen Antikörper oder um individuelle Resistenz des Neugeborenen etwa im Sinne des Rezeptorenmangels handelt.

Bei der Besprechung der kongenitalen Variola haben wir gesehen, daß das Kind intrauterin oder bei der Geburt von der Mutter aus infiziert werden kann. Es kommt aber auch vor, daß das Kind einer variolakranken Mutter intakt und immun geboren wird (z. B. Fall Zagari). Die Frage ist nun, ob es sich in solchen Fällen um eine intrauterine Variola sine exanthemate handelt (Bollinger), oder ob eine passive Übertragung des Variolaantikörpers vorliegt. Für diese letztere Annahme scheint der Umstand zu sprechen, daß bei der Vaccination der Mütter in der Schwangerschaft von einer Anzahl der Autoren ein Ausbleiben der Reaktion bei Neugeborenen festgestellt worden ist (Hernieux, Burckhardt, Gast, Behm, Kollock, Piéry, Palm u. a.). Inwieweit aber dieser Übergang der Variolaantikörper die Regel darstellt, können wir noch nicht entscheiden, indem die intrauterine Vaccination des Kindes bald in der Mehrzahl (Palm), bald in der Minderzahl der Fälle (Piéry), bald als Ausnahme (Behm), bald gar nicht (Underhill, Perrond, Wolff) beobachtet wurde. Bekanntermaßen verhält sich auch der normale Neugeborene ganz allgemein gegen die Vaccination refraktär. Tissier hat z. B. unter 204 Impfungen in den ersten Lebenstagen nur 20 Proz. Erfolge sehen können. Anderseits ist auch der Verlauf der angehenden Impfungen ein milderer und fieberloser (Wolff, v. Pirquet). Danach muß die Frage aufgeworfen werden, ob es sich hier entweder um eine allgemeine Herabsetzung der spezifischen Reaktionsfähigkeit des neugeborenen Organismus handle im Sinne Bondys (vgl. auch v. Groër und Kassowitz), oder aber um eine physiologische Übertragung der Vaccineimmunkörper von der meistens immunen Mutter auf die Frucht. Diese letztere Frage würde nach v. Pirquets Anregung auch bei positiven Impferfolgen dahin zu beantworten sein, daß der geänderte Reaktionsverlauf einer „beschleunigten Reaktion" — ähnlich wie sie bei der Revaccination zu beobachten ist — auf Anwesenheit der Vaccinergine deuten würde. Derartige Untersuchungen liegen aber unseres Wissens nicht vor.

Ebenso ist bei einer Reihe anderer Kinderkrankheiten zurzeit die Entscheidung über diese Verhältnisse nicht möglich, wenn sie auch erfahrungsgemäß bei Neugeborenen fast gar nicht vorkommen (Rubeolen, Varicellen, Keuchhusten). Daß der von der Mutter überstandene Keuchhusten dem Kinde einen Schutz gewähren soll, behauptet Neumann, auch Gibb (s. Sticker) führt diese Behauptung als eine Volksmeinung an.

Bei der Frage der Vererbung, resp. kongenitalen Übertragung der Syphilisimmunität muß zweierlei berücksichtigt werden: 1. Was für Erscheinungen am Neugeborenen sprechen im Sinne einer echten Immunität und was spricht dagegen? 2. Gibt es überhaupt ein echtes Immunsein gegen das Syphilisvirus? Die Erfahrung, daß syphilitische Eltern anscheinend gesunde Kinder erzeugen können, geht auf zahlreiche ältere und neuere Beobachtungen zurück. Dabei kommen einmal die Fälle von später postkonzeptioneller Akquisition der Erkrankung durch die Mutter in Betracht (siehe: placentare Übertragung der Syphilis), ferner die von M. Kassowitz betonte, von Rietschel, Wechselmann u. a. bestätigte graduelle Abschwächung der Intensität der Syphilisvererbung mit dem Alter der elterlichen Erkrankung oft bis auf Null. Für diese Fälle von der antenatalen Infektion scheinbar entgangenen Neugeborenen wurde in Analogie zu der Colles-Beaumèsschen Regel das Profetasche Gesetz aufgestellt. Obwohl man seit jeher fast öfter von den Ausnahmen des Profetaschen Gesetzes als von diesem selbst hörte, genoß es trotzdem vom Standpunkte des angeblichen wechselseitigen Immunitätsverhältnisses zwischen Mutter und Kind ein gewisses Ansehen. Gerade bei denjenigen Fällen, die trotz postnataler Infektionsgelegenheit bei der Mutter symptomenfrei waren, konnte früher oder später ein Manifestwerden der Lues congenita asymptomatica konstatiert werden (Matzenauer, Neißer, Rietschel u. a.), während eine Mutter, deren Lues bereits viele Jahre zurückliegt oder energisch behandelt worden war, dem gesunden Kinde gar keine Infektionsmöglichkeit mehr bietet, was also ebenfalls nicht vom Standpunkte des Profetaschen Gesetzes gedeutet zu werden braucht. Daher erklärt sich, wie es schon Fournier ausgesprochen hatte, die Profetasche ebenso wie die Collessche Immunität als eine Halbimmunität im Sinne latenter Infektion.

Ob für einige seltene Fälle nicht doch vielleicht eine allerdings ganz vorübergehende aktive Immunität durch den Übertritt antigener syphilotoxischer Substanzen (Spirochätenendotoxine) oder auch eine Zellanergie, ein Refraktärsein der Gewebe des Neugeborenen, wie es z. B. die Haut der Mutter aufweist, oder endlich eine rein passive Übertragung hypothetischer Schutzstoffe zuteil wird, ist schwer zu beantworten; doch stehen diesen Hypothesen die negativen Erfahrungen bezüglich echter Syphilisimmunität überhaupt entgegen, die vor allem nach den umfassenden Experimenten Neißers, aber auch den Superinokulationsversuchen von Kraus, Kraus und Volk, Finger und Landsteiner u. a. als nicht existierend anzusehen ist.

Bezüglich des Verhaltens des syphilitischen Neugeborenen gegenüber der Wassermannschen Reaktion können wir teilweise auf unsere Ausführungen im Abschnitt „Infektion“ verweisen. Es seien hier nur noch einige wichtige Ergebnisse hervorgehoben. Im Prinzip verhält sich hier der Neugeborene genau so wie der Erwachsene, d. h. eine manifeste Erkrankung ergibt so ziemlich ausnahmslos positive Reaktion (Wassermann und Lange), bei latenter Erkrankung von Mutter oder

Kind oder beiden zusammen kommen alle denkbaren Kombinationen im Ausfall der Reaktion vor. In einer statistischen Zusammenstellung suchen Leroux und Labbé etwas Ordnung in diese Frage zu bringen. Sie fanden bei positiver Reaktion beider Eltern fast ausnahmslos positive Reaktion des Kindes; wenn nur die Mutter positiv, so auch meistens das Kind; wenn nur der Vater positiv, dann fast immer negative Reaktion des Kindes. Als eine typische Beobachtung wären aber die Fälle von anfänglich negativer, nach Wochen positiv werdender Reaktion des Kindes bei ständigem positiven Reagieren der Mutter hervorzuheben (Halberstätter, Müller und Reiche, Rietschel, Serra e Gentili, Thomsen und Boas, Cipolla). Anderseits liegen auch Beobachtungen von Komplementablenkung bei luetischen Kindern vor, deren Mütter glatte Hämolyse geben (Baisch, Serra e Gentili, Pillon, De Buys*), ein positiv reagierendes Kind Bauers sogar mit negativer Reaktion von Vater und Mutter). Da bekanntlich negativer Ausfall der Probe keineswegs so beweiskräftig ist wie der positive, so wäre es verfehlt, daraus die Infektionsfreiheit der Mutter zu folgern; es erhellt daraus nur, daß die Reaktion von Mutter und Kind unabhängig voneinander gebildet wird und daß sie den verschiedenen Stadien der Erkrankung entspricht, in dem sich die beiden Individuen befinden.

Eine ganz besondere Besprechung verdient das Verhalten der normal im menschlichen bzw. tierischen Serum vorhandenen Antikörper. Auch hier erscheint der placentare Übertragungsmodus als der wahrscheinlichste, obgleich die autochthone Entstehung derartiger Immunstoffe im neugeborenen Organismus nicht im vorhinein auszuschließen ist. Eingehende Untersuchungen liegen besonders für das Verhalten des Diphtherieschutzkörpers bei Neugeborenen vor. Fischl und v. Wunschheim haben die Entdeckung gemacht, daß das Nabelschnurserum in ca. 83 bis 84 Proz. der Fälle das Diphtherietoxin in vivo und in vitro zu neutralisieren vermag. Diese merkwürdige Fähigkeit des Neugeborenenserums steht im besten Einklange mit der klinischen Erfahrung über die Seltenheit der Diphtherie bei Neugeborenen und jungen Säuglingen, worauf wir schon im Kapitel über Infektion aufmerksam gemacht haben. So fand Henoch z. B. unter 1405 Diphtheriefällen keinen unter 4 Monaten. Die Befunde von Fischl und v. Wunschheim konnten dann regelmäßig bestätigt werden (Salge, Karasawa und Schick), ohne daß aber auf die Natur und Provenienz dieses Schutzkörpers besonders geachtet wurde. Nun hat aber seinerzeit Wassermann die Anwesenheit von Diphtherieschutzkörpern im Serum normaler, nicht diphtheriekranker bzw. rekonvaleszenter erwachsener Menschen, und zwar in ebenfalls ca. 85 Proz. aller Fälle, feststellen können, ein Befund, der ebenfalls mehrfach bestätigt wurde. Es war sehr naheliegend, diese beiden Erscheinungen in Zusammenhang zu bringen, zumal von Wernicke im

*) Americ. Journ. of dis. of child. 5. 1913. 65.

Tierexperiment, von Kayser, Polano bei Menschen der Nachweis der diaplacentaren Passage des Diphtherieantitoxins sowohl bei passiver als auch aktiver Immunisierung der Mütter geliefert worden ist. In allerneuester Zeit haben v. Groër und Kassowitz diese Frage an einem großen Material (143 Mütter und Neugeborene) eingehend studiert, wobei sie zu folgenden Resultaten gekommen sind. Was zunächst die Natur des Nabelschnurschutzkörpers anbelangt, so konnten v. Groër und Kassowitz durch eine Reihe systematischer Untersuchungen ihn mit dem echten, d. h. durch Immunisierung gewonnenen Diphtherieantitoxin identifizieren. Da nun bei dem großen Prozentsatz der schutzkörperhaltigen Sera (85 Proz.) ein Zusammenhang zwischen vorausgehenden Diphtherieerkrankungen der Mütter und dem Schutzkörpergehalt ihrer und der kindlichen Sera nicht annehmbar erschien, haben sie die Behauptung aufgestellt, daß die als Diphtherieantitoxin angesprochene Substanz einen normalen, nur in seltenen Fällen fehlenden Serumbestandteil des Erwachsenen darstelle, der physiologischerweise von der Mutter auf das Kind übertragen wird. Es hat sich nämlich bei der vergleichenden Untersuchung der Mütter und Neugeborenen auch weiter gezeigt, daß ebenso wie bei den Müttern das Diphtherieantitoxin bei ca. 85 Proz. aller Neugeborenen im Serum anzutreffen ist (vgl. die Befunde von Wassermann, Fischl und Wunschheim). In 137 von 143 Fällen war dabei ein völliges Übereinstimmen zwischen Mutter und Kind zu beobachten, so zwar, daß das Vorhandensein bzw. Fehlen von Schutzkörpern im Nabelschnurserum völlig dem diesbezüglichen Verhalten der zugehörigen Mütter entsprach. In 6 Fällen war allerdings ein abweichendes Ergebnis zu verzeichnen: 3 Kinder schutzkörperloser Mütter wiesen einen zum Teil sogar sehr hohen Antitoxintiter in ihrem Serum auf, während umgekehrt eben falls in 3 Fällen schutzkörperlose Kinder von immunen Müttern geboren wurden. Bei der quantitativen Wertbestimmung der mütterlichen und kindlichen Sera haben v. Groër und Kassowitz ebenfalls in der Mehrzahl der Fälle eine quantitative Übereinstimmung feststellen können, während manchmal bald bei der Mutter, bald beim Kinde ein höherer Antitoxintiter zu verzeichnen war. Diese in seltenen Fällen vorkommenden Ausnahmen von der Regel lassen uns zunächst an eine gewisse Selbständigkeit und eine bis zu einem gewissen Grade autochthone Entstehungsweise des Diphtherieantitoxins im Neugeborenenorganismus denken, zumal es sich eben wahrscheinlich um einen normalen Serumbestandteil handelt. Doch spricht der passive Charakter der Diphtherieimmunität des Neugeborenen, der ja bekanntlich zum Teil im späteren Kindesalter verschwindet, ferner aber auch die in der größten Mehrzahl der Fälle bestehende völlige Übereinstimmung zwischen Mutter und Kind entschieden gegen eine solche Annahme. Wir müssen vielmehr mit Wegelius annehmen, daß auch hier die wenigen Ausnahmen von der allgemeinen Regel durch aktives Eingreifen der Placenta beim Vorgang der Antikörperpassage zu erklären sind, und daß es sich bald um gesteigerte Durchlässigkeit, bald um relative bzw. absolute Impermeabilität der Placenta handle. Nach den Erfahrungen im späteren Säuglingsalter müssen wir aber auch ferner annehmen, daß die Fähigkeit, das Diphtherieantitoxin unter normalen Bedingungen zu produzieren, nur dem geschlechtsreifen Alter zukomme.

Ein ähnliches Verhalten dürfte für eine weitere Anzahl im normalen Serum vorhandener Antikörper, z. B. für das Antistaphylolysin (Polano, auch Schenk) zutreffend sein, während andere möglicherweise im Neugeborenen-Organismus der Hauptsache nach autochthon entstehen können. Wir kommen bei der Besprechung der allergischen Individualität des Neugeborenen auf diese Verhältnisse zurück.

Trophogene Übertragung der Immunität.

Der zweite Weg, auf dem der Neugeborene in biologische Beziehungen zu der Mutter treten kann, ist die Säugung. Doch ist ohne weiteres klar, daß dieser Übertragungsmodus für den Neugeborenen sensu strictiori weniger in Betracht kommt. Wir wollen deshalb nur ganz kurz auf das prinzipiell Wichtige eingehen.

Die Fragestellung ist hierbei eine doppelte: 1. Gehen die Immunstoffe von der Mutter in die Milch überhaupt über und 2. inwieweit ist eine Resorption und Assimilation derselben vom Magendarmkanal aus möglich, ohne daß ihre Eigenschaften verloren gehen?

Daß tatsächlich Antikörper gegen Rizin und Abrin, Blastomyceten, ferner Diphtherie-, Tetanus-, Dysenterieantitoxine, Cholera-, Typhus-, Koliagglutinine, Immunopsonine, Präcipitinogene u. dgl. m. von der immunen Mutter in die Milch übergehen können, haben Ehrlich, Ehrlich und Brieger, Ehrlich und Wassermann, Salomonsen und Madsen, Bulloch, Stäubli, Bertarelli, de Blasi, Daddi, Kraus, Wlaeff, Griffon und Abrami, Schmid und Pflanz, Sohma, v. Eisler und Sohma, Scordo, Römer u. a. im Tierexperiment sowohl als beim Menschen zur Genüge nachgewiesen. Durch besonders hohen Gehalt an Antikörpern (auch Immunantikörpern: Agglutinine und Antitoxine) soll sich nach den neueren Untersuchungen das Colostrum auszeichnen (s. bei Engel und Bauer)*). Keineswegs so eindeutig konnte die Frage beantwortet werden, ob diese in der Milch enthaltenen Antikörper tatsächlich dem säugenden Organismus zugute kommen können. Die lebhafte Diskussion und Bearbeitung dieses Problems hat besonders im Anschluß an die bekannten Ausführungen v. Behrings stattgefunden, der ja in der Immunisierung durch Milch ein mächtiges prophylaktisches und auch therapeutisches Mittel, vor allem gegen die Tuberkulose erblicken wollte. Durch die Untersuchungen von Ganghofner und Langer, die die Möglichkeit einer enteralen Resorption genuiner Eiweißstoffe bei neugeborenen Tieren wahrscheinlich gemacht haben, haben die Annahmen v. Behrings eine Bekräftigung erfahren. Die experimentelle Nachprüfung dieser Doktrine

*) Die Biochemie und Biologie des Colostrums. Ergebn. d. Physiol. 11. 1912.

hat aber zunächst je nach den untersuchten Tierspezies verschiedene Resultate gezeitigt. Während die klassischen Versuche Ehrlichs an abrin- und rizinimmunen Mäusen auf dem Wege des berühmten „Ammenaustausches" uns gelehrt haben, daß der Säugung für die Unterhaltung der passiven placentaren Immunität der Jungen eine große Bedeutung zukommt, was von Vaillard, Widal und Siccard für Typhusagglutinine bestätigt werden konnte, fielen die Untersuchungen an anderen Tieren meistens negativ aus. So berichten folgende Autoren über negative Resultate beim Meerschweinchen: Widal und Siccard, Landouzy und Griffon, Stäubli (Typhusagglutinine), Dieudonné, Remlinger (Choleraagglutinine), Vaillard (Tetanusantitoxin), Uffenheimer (Diphtherie- und Tetanusantitoxin, Hämolysine, auch Hühnereiweiß, Casein usw.) im Gegensatz zu Römer und Much; beim Kaninchen: Vaillard (Tetanusantitoxin) — im Gegensatz zu Hamburger und Römer, die bei Kaninchen durch passive Immunisierung der Ammen mit Tetanusantitoxin (Pferdeserum) Tetanusimmunität der Jungen erzeugt haben wollen —, Castaigne und Remlinger (Typhusagglutinine), Bertino (Menschenbluthämolysin), Kraus (Hundeerythrocytenagglutinin); bei Katzen: Widal und Siccard, Landouzy und Griffon (Typhusagglutinine); beim Pferd: Ransom gegenüber Römer (Tetanusantitoxin). Eine besondere Besprechung erfordern die Versuche Bertarellis. In den ersten Tagen nach der Geburt konnte dieser Autor bei Hunden und Kaninchen eine, wenn auch geringe Assimilation der mit Ammenmilch zugeführten Typhusagglutinine feststellen; wurde aber direkt ein typhusagglutininhaltiges Serum verfüttert, so war dieselbe nur in seltenen Fällen, dann aber auch in unendlich geringerem Maße nachweisbar. Zu ganz ähnlichen Ergebnissen gelangten Römer und Much (an Kälbern und Menschen) und Salge (an Säuglingen) bezüglich der enteralen Resorption des Diphtherieantitoxins. Nach der Ansicht dieser Autoren ist eine enterale passive Immunisierung bei den Säuglingen nur mit homologer antitoxischer Milch zu erzeugen (z. B. nicht beim menschlichen Säugling mit einer antitoxischen Ziegenmilch, Salge), nicht aber mit antitoxischem Serum (vgl. auch Escherich), und sogar auch dann nicht, wenn dasselbe homolog ist. Es scheint somit, daß der Eiweißart, an die die spezifischen Antikörper gebunden sind, eine ausschlaggebende Bedeutung für die Ermöglichung der Darmpassage zukommt. Nach de Blasi ist hierbei noch die Immunisierungsmethode, die bei der Amme angewandt worden ist, maßgebend, indem die Antitoxine (Diphtherie-, Dysenterieantitoxin) nur aus der Milch aktiv immunisierter Ammen assimiliert werden (Versuche an Katzen, Kaninchen und Meerschweinchen; vgl. auch Sohma u. a.). Am menschlichen Säugling haben ferner den Übergang der Typhusagglutinine aus der Milch Castaigne, Landouzy und Griffon im Gegensatz zu Achard und Bensaude, Schuhmacher, wenn auch in sehr geringem Maße, beobachten können. Interessant ist der von Griffon und Abrami beschriebene Fall, bei dem die Milch sowohl Typhus- als Paratyphusbacillen agglutinierende Eigenschaften besaß, während das Serum des mit dieser Milch ernährten Säuglings nur die Paratyphus-, nicht aber die Typhusbacillen zu agglutinieren vermochte. Die Übertragung der Tuberkuloseschutzkörper muß dagegen geleugnet werden (Cozzolino gegenüber Schloßmann). Als zweifelhaft oder wenigstens nicht genügend begründet ist auch der von manchen Autoren betonte Übergang von Scharlach- und Masernantikörpern (Buffet-Delmas u. a.) zu betrachten.

Von ganz besonderer Bedeutung ist die Frage, inwieweit die normalen Antikörper der Muttermilch von dem saugenden Organismus ausgenützt werden. Es ist eine wohlbekannte Tatsache, daß sich die natürlich an der Mutterbrust ernährten Kinder den künstlich ernährten gegenüber als infektionsresistenter erweisen. Salge z. B. macht die Prognose der verschiedenen Infektionen bei Neugeborenen und Säuglingen in diesem Sinne direkt von der Ernährungsweise abhängig. Finkelstein, Runge, Salge, Buffet-Delmas, Sevestre u. v. a. sehen sogar in der infektiösen Erkrankung der Mutter (Scharlach, Masern usw.) keine Kontraindikation für das Stillen. Es ist gewiß einleuchtend, daß die allein zweckmäßige und physiologische Ernährungsweise, wie sie nur die Frauenmilch bietet, ganz allgemein den Gesundheitszustand hebt und dadurch auch die Widerstandsfähigkeit gegenüber Infektionen steigert. Allein es ist von verschiedenen Seiten hervorgehoben worden (Marfan, Moro, Pfaundler und ihre Schüler), daß die Frauenmilch dem kindlichen Organismus auch natürliche Immunkörper zuführt. Tatsächlich weist das Serum der Brustkinder eine höhere Baktericidie als dasjenige der Flaschenkinder auf (Moro*), Kaumheimer**). Auch bei Einzelindividuen ist die Baktericidie des Serums stärker während der Stillperiode (Heimann***). Diese Erscheinung scheint in erster Linie auf dem konstant höheren Komplementgehalt des Serums der Brustkinder zu beruhen (Heimann l. c.), während selbst bei gesunden Flaschenkindern der Komplementgehalt großen Schwankungen unterworfen ist (Moro†). Ob nun das Komplement dem saugenden Kinde direkt mit der Muttermilch zugeführt wird oder ob es infolge günstigerer Ernährungsbedingungen im Organismus des Brustkindes leichter und konstanter gebildet wird, ist schwer zu entscheiden. Neuerdings ist auch die Bedeutung des Colostrums als Quelle des kindlichen Komplements betont worden (Bauereisen), indem dasselbe nicht nur selbst baktericide Eigenschaften besitzt (Sassenhagen, Bub), sondern auch besonders reich an Komplement sein soll (Sassenhagen, Engel und Bauer l. c.). Aber nicht nur im Komplement- bzw. Alexingehalt der Frauenmilch (Lommel) ist die Ursache für die erhöhte Infektionsresistenz und Baktericidie bei Brustkindern gesucht worden. Wie Kleinschmidt kürzlich berichtete, sollen auch in der Frauenmilch spezifische Am-

*) Über das Verhalten hämolytischer Serumstoffe bei gesunden und kranken Kindern. Wiesbaden 1908.

**) Zentralbl. f. Bakteriol. 49. 1909. S. 208.

***) Zeitschr. f. exper. Path. u. Ther. 5. 1908. S. 50.

†) Münchner med. Wochenschr. 1907.

boceptoren im Überschuß vorhanden sein, die eventuell im kindlichen Organismus komplettiert werden können. Es muß aber zur Bewertung derartiger Theorien betont werden, daß wir über die Assimilation der mit der Milch zugeführten normalen Antikörper noch weniger als über das Schicksal der Immunantikörper der Milch orientiert sind. Einige von ihnen, z. B. die gegen Taubenblutkörperchen gerichteten Normalhämagglutinine der Frauenmilch werden scheinbar garnicht von dem Kinde assimiliert, indem sie im Serum der Neugeborenen bis zum 14. Lebenstag nicht nachzuweisen sind (v. Zubrzycki und Wolfsgruber*). Inwieweit also die normalen Antikörper der Muttermilch dem kindlichen Organismus zugute kommen, können wir zurzeit noch nicht entscheiden. Eine Ausnahme bildet hiervon das Diphtherieantitoxin, wenn wir es auch den Normalantikörpern zuzählen wollen (v. Groër und Kassowitz). Wir müssen nämlich die Befunde von Schmid und Pflanz, die im Anschluß an die besprochene Entdeckung von Fischl und Wunschheim Diphtherieantitoxin in der Milch normaler Wöchnerinnen nachgewiesen haben, mit denen von Römer und Much, Salge (die im Gegensatz zu denen von Schütz, La Torre als beweisend anzusehen sind) vergleichen, um zu der Ansicht zu gelangen, daß es sich ähnlich wie bei der placentaren Übertragung des Diphtherieantitoxins auch bei der Unterhaltung der Diphtherieimmunität durch die Muttermilch, die etwa in 85 Proz. stattfinden muß, ebenfalls um einen physiologischen Vorgang handelt.

Schließlich muß noch eine Art von Heilwirkung der Frauenmilch auf das Kind erwähnt werden, die von manchen Autoren als Antikörperwirkung gedeutet wird. Als im Beginn der Salvarsanära in manchen Fällen eine günstige Wirkung der Milch mit Salvarsan behandelter Mütter auf die hereditär luetischen Säuglinge bekannt wurde (Taege, Duhot, Baisch u. v. a.), hat man, da zunächst kein Arsen in der Milch nachgewiesen werden konnte (Duhot, v. Torday), im Anschluß an die Ehrlichschen Vorstellungen angenommen, daß es sich hierbei um die Wirkung spez. Antikörper handle. Die durch Salvarsan im mütterlichen Organismus abgetöteten Spirochäten sollten Endotoxine liefern und die entsprechenden Antikörper in die Milch übergehen (Taege, Duhot u. a.). Indessen ist später auch in der Salvarsanmilch Arsen nachgewiesen worden (Caffarena, Jesionek), außerdem sind aber die Salvarsanmilcherfolge nicht ohne Widerspruch geblieben und endlich ist auch die oben angeführte Vorstellung mit unserem Tatsachenmaterial über Syphilisimmunität nicht gut vereinbar.

Allergische Individualität des Neugeborenen.

Bisher haben wir die allergischen Eigenschaften des Neugeborenen in ihrer Abhängigkeit von dem mütterlichen Organismus betrachtet. Es fragt sich aber weiter, inwiefern der neugeborene Organismus dem mütterlichen gegenüber eine selbständige Individualität darstellt und inwieweit er über eine aktive allergische Reaktionsfähigkeit verfügt.

Eine ganze Anzahl von Untersuchungen, die in der ersterwähnten Richtung ausgeführt wurden, haben zunächst nur quantitative Unterschiede in der biologischen Beschaffenheit des mütterlichen und kind-

*) Deutsche med. Wochenschr. 39. 1913. S. 210.

lichen Serums ergeben. So ist nach Resinelli, Halban und Landsteiner, Polano, neuerdings auch v. Graff und v. Zubrzycki das menschliche fötale Serum gegenüber fremden Blutkörperchen (Heterohämolysine) Kaninchen-, Ziegen-, Hühnerblutkörperchen weniger hämolytisch wirksam als das mütterliche*). Dasselbe Verhalten des fötalen Serums ist bezüglich seiner bakterienagglutinierenden, antitoxischen (Antitoxin gegen Hämagglutinin des Rizin- und Abringiftes, Antistaphylolysin), präcipitierenden, komplettierenden Wirkung von vielen Autoren festgestellt worden (Halban und Landsteiner, Polano, Schenk, Müller, v. Graff und v. Zubrzycki u. v. a.). Dagegen aber fanden Pacchioni und Cavalieri, daß die antitryptische Wirksamkeit des fötalen Serums der des mütterlichen gleichkommt. Schenk drückt diese Minderwertigkeit des fötalen Serums bezüglich seiner baktericiden Eigenschaften so aus: wenn die betreffenden Bakterien vom mütterlichen Serum abgetötet werden, so werden sie vom kindlichen Serum nur in ihrem Wachstum gehemmt. Diese quantitativen Unterschiede in der biologischen Beschaffenheit beider Serumarten lassen uns auch hier an die placentare Übertragung derselben, also an eine passive Entstehungsweise des betreffenden Immunitätszustandes im kindlichen Organismus denken, zumal die nachweisbar placentar übertragenen Antikörper in der Regel dasselbe Verhalten aufweisen.

Doch ist ihre autochthone Entstehung im kindlichen Organismus keineswegs ausgeschlossen, weil sie wahrscheinlich ganz allgemein statt einer weiteren Abnahme eine Steigerung ihrer Wirksamkeit bald nach der Geburt erfahren. Von diesem Gesichtspunkte aus sind vor allem diejenigen Befunde von Interesse, die auch qualitative Unterschiede in der Beschaffenheit des mütterlichen und kindlichen Serums zutage treten lassen. So hat das fötale Serum im Gegensatz zum mütterlichen überhaupt keine Wirkung auf Meerschweinchenerythrocyten (Marshall), und auch keine gegen Bact. coli gerichteten Agglutinine (bei Meerschweinchen, Kraus und Loew). H. Sachs hat dann für das gleiche Verhalten des fötalen Serums gegenüber Rinderblut wahrscheinlich gemacht, daß es sich hier um das Fehlen spezifischer Amboceptoren handle, während das Komplement vorhanden ist. Dasselbe fand Polano für die anhämolytische Wirkung des Fötalserums gegenüber Tauben- und Gewin gegenüber Hammelerythrocyten. Nach Gewin erscheinen aber diese Hammelblutamboceptoren schon in den ersten Lebensmonaten und zwar auffallenderweise rascher bei künstlich als bei natürlich ernährten Säuglingen, was nach Bauer und Neumark**), welche die Befunde von Gewin für viele normale hämolytische Amboceptoren bestätigen konnten, dadurch zu erklären ist, daß der künstlich ernährte Säugling schon früher den Kampf mit der Außenwelt aufnehmen muß als das Brustkind. Es wäre also ein durchgreifender Unterschied im Verhalten der Bakteriolysine und der Haemolysine beim Neugeborenen zu kon-

*) Morgenroth konnte ein analoges Verhalten bei Hunden nicht beobachten.

**) Arch. f. Kinderheilk. 53. 1910. S. 101.

statieren, indem das Vorkommen der ersteren gerade von der natürlichen Ernährung abhängig ist. Dies würde offenbar direkt für die passive Entstehungsweise der Bakteriolysine (Übertragung mit der Milch) und für autochthone Bildung der Hämolysine sprechen. Doch sind in der neuesten Zeit Fellenberg und Döll*) auf Grund ausgedehnter vergleichender Untersuchungen bezüglich der Agglutinine und Bakteriolysine im Blutserum und in der Milch der Mütter, im Nabelschnurserum und im Serum der Kinder Tage, Wochen und Monate nach der Geburt zu der Ansicht gelangt, daß die kindlichen Antikörper überhaupt autochthon und unabhängig von der Mutter im kindlichen Organismus entstehen müssen, da keine prinzipielle Übereinstimmung in dem Verhalten dieser Stoffe in den kindlichen und mütterlichen Körperflüssigkeiten aufzudecken war. Der Einfluß der Ernährungsweise auf die Bildung der kindlichen Antikörper muß nach dem Gesagten noch als völlig unaufgeklärt betrachtet werden.

Auch die Unterschiede im chemischen Verhalten des mütterlichen und kindlichen Serums, auf die neuerdings Herrmann und Neumann aufmerksam gemacht haben, dürften für das Verständnis zahlreicher biologischer Phänomene in Betracht kommen. So haben neuerdings Schäfer und v. Graff und v. Zubrzycki die Beobachtung bestätigen können, daß das fötale Serum im Gegensatz zum mütterlichen die Kobragifthämolyse der Ziegenblutkörperchen nicht zu aktivieren vermag. Schäfer hat aber auch weiter gezeigt, daß diese aktivierende Fähigkeit wohl dem Alkoholextrakt des kindlichen Serums zukommt, sie sei nur durch eine entgegenwirkende Substanz, die durch Alkohol nicht zu extrahieren ist, im kindlichen Serum überkompensiert. Diese Verhältnisse lassen uns, im Anschluß an die Befunde von Herrmann und Neumann an Wirkung der Serumlipoide denken, denen, wie den Lipoidsubstanzen überhaupt, eine wichtige Bedeutung für den Vorgang der Kobragifthämolyse zukommt (Kyes, H. Sachs).

Als Antigen soll sich das kindliche Serum im anaphylaktischen Versuch gleich dem mütterlichen verhalten (Thomsen). Bei eventuellen Unterschieden ist hierbei der geringere Eiweißgehalt des Neugeborenenserums maßgebend (Bauereisen). Daß das Serum Neugeborener primär weniger toxisch ist als das mütterliche Serum, beruht nach Thomsen darauf, daß es weniger Hämolysine enthält.

Von besonderem Interesse sind diejenigen Beobachtungen, die die individuelle Verschiedenheit zwischen Mutter und Kind auf biologischem Wege zum Ausdruck bringen. Halban fand als erster, daß die mütterlichen Blutkörperchen vom fötalen Serum agglutiniert werden, und zwar sogar dann, wenn dem fötalen Serum sonst überhaupt keine agglutinierende Fähigkeit zukommt; und ebenso agglutiniert das mütterliche Serum die fötalen Blutkörperchen („Idioisoagglutinine“ Halbans). Dieses merkwürdige Verhalten, das von Landsteiner bestätigt wurde und auch für die Hämolyse des mütterlichen Blutes durch das

*) Zeitschr. f. Geb. u. Gynäk. 75. Heft 2. 1913. S. 285.

kindliche Serum zutrifft (vergl. auch Veit, Resinelli, Dienst im Gegensatz zu Schenk), könnte einen geradezu zu der Annahme einer gegenseitigen Immunisierung von Mutter und Frucht verleiten. Halban selbst lehnt aber, diesen Gesichtspunkt ab, weil das fötale Blut ein ähnliches Verhalten gegenüber dem Blut von Frauen, die nie geboren haben, aufweist. Halban betrachtet seine Idioisoagglutinine als normale Serumbestandteile. Indessen hat Langer auch auf die Möglichkeit der passiven, placentaren Übertragung der Isoagglutinine aufmerksam gemacht. Er fand nämlich im Gegensatz zu Halban, daß es wohl zur Agglutination der fötalen Erythrocyten durch mütterliches, aber auch durch Serum anderer Erwachsener und Kinder kommen kann, daß aber im Nabelschnurserum die Agglutinine gegen die Blutkörperchen der eigenen Mutter, anderer Kinder und Erwachsener nur selten anzutreffen sind. Aus dieser stärkeren Wirksamkeit der müttlichen Sera zieht Langer den Schluß, daß die Isoagglutinine von der Mutter auf das Kind passiv übertragen werden. Hierbei könnte man sich im Anschluß an die Beobachtungen und Überlegungen von Decastello und Sturli vorstellen, daß durch den Übergang der Isoagglutinine von der Mutter auf das Kind die fötalen Erythrocyten sekundär erst die Fähigkeit erwerben, durch mütterliches bzw. normales Menschenblutserum agglutiniert zu werden.

Decastello und Sturli sind nämlich beim Studium der gruppenspezifischen Strukturen des menschlichen Blutes (im Sinne Landsteiners) zu der Ansicht gelangt, daß bei der Entstehung Landsteinerscher Bluttypen das primäre im Auftreten der Agglutinine im Serum, das sekundäre in der darauffolgenden Anpassung der Blutkörperchenreceptoren an die betreffenden Agglutinine zu suchen ist.

Fragen wir uns zum Schluß, welche eigenen aktiven Immunitätsmechanismen dem Neugeborenen zukommen, so ist darüber zurzeit nur wenig Exaktes und Positives zu berichten. Eine Form der Immunität, die für den Neugeborenen jedenfalls von großer Bedeutung zu sein scheint, ist die Immunität durch Receptorenmangel. Daß erst im Laufe des Fötallebens und in der ersten Zeit des extrauterinen Daseins die Receptoren allmählich gebildet werden, ist theoretisch einleuchtend und auch tatsächlich feststellbar. So sind z. B. die Erythrocyten des Neugeborenen gegen verschiedene Schädlichkeiten in hohem Maße resistent, z. B. gegen Kreuzspinnengift (H. Sachs bei Kälbern und Rinderföten). Auch gegen Aalserum sind sie (bei Kaninchen) in hohem Grade unempfindlich (Camus und Gley), aber schon in den ersten Wochen nach der Geburt beginnen sie empfindlicher zu werden (Camus und Gley). Eine ganze Reihe anderer Erscheinungen gehört wahrscheinlich noch hierher. So wird nach Erfahrungen zahlreicher Autoren (vgl. Kapitel über Infektion) die Empfänglichkeit des Fötus gegen placentare Infektion gegen das Ende der Schwangerschaft erhöht, was neuerdings von Fischer besonders betont wurde, während Infektionen der Mutter in den ersten Schwangerschaftsstadien meist zum Abort führen (Kehrer im Anschluß an Bar). Ähnlich dürfte vielleicht die große Resistenz des Fötus und des Neugeborenen gegenüber der Tuberkulose (vgl. Beneke und Kürbitz, Seitz, Henke, Schmorl u. a.) zu erklären sein, wenn auch Einstein dafür den „Wachstumswiderstand“ (!), Sitzenfrey den Aggressinmangel verantwortlich machen. Auch gegen spezifische Entzündungsvorgänge ist der Neugeborene in ca. 10 Proz. der Fälle unempfindlich (v. Groër und Kassowitz). Auch in den Fällen nämlich, in denen der Neugeborene kein Diphtherieantitoxin in seinem Serum aufweist, reagiert er trotzdem in ca. 10 Proz. aller Fälle gegen intracutane Einverleibung des Diphtherietoxins ohne jegliche Entzündungserscheinungen. Über ein ähnliches Verhalten konnte Bondy schon früher berichten. Bei der Deutung dieser Erscheinung wäre zu entscheiden, ob es sich hier um einen echten Receptorenmangel im Sinne Ehrlichs, oder um eine noch mangelhafte Ausbildung des nervösen Entzündungsapparates handelt. Gegen diese letztere Annahme spricht der Umstand, daß der neugeborene Organismus gegen aspezifische entzündungserregende, z. B. pyogene Agentien sehr wohl zu reagieren vermag. Betreffs des meist negativen Ausfalles der v. Pirquetschen Tuberkulinreaktion bei Neugeborenen tuberkulöser Mütter ist noch zu entscheiden, ob es sich hierbei um Mangel an Reaktionsfähigkeit (Bondy, Löwenstein*) oder darum handelt, daß die tuberkulöse Infektion überhaupt erst später (8 bis 10 Wochen nach der Geburt) auftritt (Poten und Grimmer**). Daß der Neugeborene im Falle sicherer Infektion auch positiv zu reagieren vermag, haben wir im Falle Zarfls gesehen. Daß der Neugeborene auch auf fiebererregende Substanzen öfter negativ reagiert, hat Schreiber festgestellt.

Mit dieser mangelhaften Ausbildung der Receptoren geht auch die Trägheit in der aktiven Produktion der Antikörper Hand in Hand. Es ist das Verdienst von Moll, diese Frage einer eingehenden Untersuchung unterworfen zu haben. Er hat gezeigt, daß neugeborene Tiere (Kaninchen) nur äußerst träge auf aktive Immunisierung antworten. Sowohl gegen die primärtoxische wie gegen anaphylaktische Serumwirkung sind sie in hohem Grade unempfindlich. Desgleichen findet bei ihnen eine Präcipitin- und Baktericidinbildung nur ausnahmsweise und in geringem Maße statt. Zu ähnlichen Ergebnissen gelangte gleichzeitig Schkarin, neuerdings auch Ossinin***), ferner Tchitchkine, der auf oralem Wege bei neugeborenen Kaninchen keine Agglutininbildung auslösen konnte (im Gegensatz zu erwachsenen Tieren). Dieser letztere Befund steht allerdings mit den Beobachtungen Bertarellis in Widerspruch. Gerade bei neugeborenen Kaninchen und Hunden konnte Bertarelli leichter als bei erwachsenen eine, wenn auch geringe, aktive Agglutininbildung erzeugen. Es handelt sich hier offenbar um die erhöhte Durchlässigkeit des Neugeborenendarmes für Antigene (Ganghofner und Langer). Die von Moll schon hervorgehobene Unempfindlichkeit neu-

*) Zeitschr. f. Immunitätsforsch. Ref. 1.

**) Deutsche med. Wochenschr. 1909.

***) Arch. f. Kinderheilk. 59. 1912. S. 98.

geborener Tiere für Serumwirkung im anaphylaktischen Versuche fand in der neuesten Zeit durch die Untersuchungen von Friedberger und Simmel*) ihre volle Bestätigung. Nach diesen Autoren sind neugeborene Meerschweinchen gegen Reinjektion artfremden Serums nach der vorausgehenden Präparation bedeutend weniger empfindlich als erwachsene Tiere. Diese Unempfindlichkeit beruht höchstwahrscheinlich auf einer geringeren Bildungsfähigkeit des anaphylaktischen Reaktionskörpers, da sie sich nicht in entsprechendem Grade bei der passiven Anaphylaxie und im Anaphylatoxinversuch wiederfindet. Im Gegensatz zu den Erfahrungen Molls zeigten Kreidl und Mandl an intrauterinen Immunisierungsversuchen, daß schon in der letzten Schwangerschaftsperiode den Ziegenföten die Fähigkeit zukomme, spezifische Antigene zu verankern und gegen Rinderblut gerichtete Hämolysine zu bilden. Abgesehen davon, daß es sich hierbei um den placentaren Übergang von Antigen auf die Mutter, um Antikörperbildung daselbst und sekundären Übertritt derselben durch die Placenta zurück in den Fötus handeln konnte, was nicht gerade als wahrscheinlich anzunehmen ist, können selbstverständlich Schwankungen in der Fähigkeit des Neugeborenen, Antikörper zu produzieren, je nach der Art derselben und je nach der Tierspezies vorliegen. So scheinen neugeborene Zicklein tatsächlich zur Antikörperproduktion in relativ hohem Grade befähigt zu sein. Reymann**) hat nämlich kürzlich über sehr sorgfältige Versuche aus dem Institute Madsens über aktive Immunisierung neugeborener Zicklein berichtet, aus denen hervorgeht, daß diese Tiere sofort nach der Geburt Koliagglutinine und Amboceptoren gegen Pferde- und Kaninchenerythrocyten fast in gleichem Maße wie erwachsene Tiere zu bilden befähigt sind, wobei auch die Form der Immunstoffproduktion der bei erwachsenen Tieren gleicht. Ein Antivibriolysin (Antigen: Vibriolysin des Vibrio Nasik) konnte dagegen nicht erzeugt werden. (Allerdings nur ein Versuchsfall.) Derartige Schwankungen je nach der Tierspezies, indem bei Neugeborenen kleiner Tieren (Kaninchen, Meerschweinchen etc.) keine oder nur schwache aktive Antikörperbildung auszulösen ist, wohl aber bei Neugeborenen großer Tiere (Zicklein etc.) (Maunu af Heurlin), gestatten uns leider keine exakten Rückschlüsse auf die Verhältnisse beim menschlichen Neugeborenen. Von besonderer Bedeutung ist es aber, daß die Immunität der Jungen, wenn die immunisierende Noxe das Muttertier betrifft, das Kind also nur auf placentarem Wege — sei es aktiv oder passiv — immunisiert werden kann, einen deutlich passiven Charakter aufweist auch dort, wo sie unter Umständen zur aktiven Produktion der Antikörper befähigt sind, also z. B. bei Ziegen (Wegelius u. a.).

Von besonderem Interesse ist das Verhalten Neugeborener gegenüber pyogenen und septischen Infektionen. Die große Empfänglichkeit des Neugeborenen für diese Prozesse ist eine allgemein

*) Über Anaphylaxie bei neugeborenen Meerschweinchen. Zeitschr. f. Immunitätsforsch. Orig. **19**. 1913. Heft 4. S. 460.

) Über Antikörperbildung neugeborener Ziegen. Zeitschr. f. Immunitätsforsch. Orig. **12. 1912. S. 437.

bekannte Tatsache, seine Neigung zu aspezifischen Infektionen, die immer zu ähnlichen Bildern der Sepsis und Pyämie führen, ist von besonderer Wichtigkeit (Noack). Achalme (zit. nach Herrgott) vermutet, daß bei Neugeborenen die phagocytäre Fähigkeit der Leukocyten noch nicht ausgebildet ist. Dagegen fanden v. Eisler und Sohma bei neugeborenen Kaninchen und Meerschweinchen, daß der normalopsonische Index (für Staphylokokken) dem der erwachsenen Tiere gleichzustellen ist; über ähnliche Befunde beim Menschen haben früher schon Wright, Amberg, Much berichten können. Turton und Appleton fanden dagegen, daß der normalopsonische Index gegen Tuberkelbacillen und Staphylokokken bei der Frau größer sei als bei Säuglingen.

Die Entscheidung dieser und vieler anderer Fragen muß der weiteren Forschung überlassen bleiben.

Wien, Dezember 1913.

Inhalt des III. Bandes.

IV u. 628 S. gr. 8⁰. Preis M. 18,—; in Halbleder gebunden M. 20,50.

Die Polyurien. Von Prof. Dr. S. Weber und Dr. O. Groß.

Herzmasse und Arbeit. Von Prof. Dr. J. Grober.

Die Indikationen der Karlsbader Kur bei den Erkrankungen der Leber und der Gallenwege. Von Dr. S. Lang.

Die kardiale Dyspnoe. Von Privatdozent Dr. V. Rubow.

Die Lumbalpunktion. Von Privatdozent Dr. Ed. Allard.

Physiologie und Pathologie des Fettstoffwechsels im Kindesalter. Von Dr. W. Freund.

Die Anämien im Kindesalter. Von Dr. Hermann Flesch.

Die Entstehung der Lebercirrhose nach experimentellen und klinischen Gesichtspunkten. Von Privatdozent Dr. F. Fischler.

Funktion und funktionelle Erkrankungen der Hypophyse. Von Dr. L. Borchardt.

Über die Störungen der Stimme und Sprache. Von Prof. Dr. Hermann Gutzmann.

Über Neurasthenie. Von Privatdozent Dr. Otto Veraguth.

Störungen der Synergie beider Herzkammern. Von Privatdozent Dr. Dimitri Pletnew.

Die biologische Bedeutung der Lipoidstoffe. Von Prof. Dr. Ivar Bang.

Kretinismus und Mongolismus. Von Professor Dr. Wilhelm Scholz.

Über die Anfänge der kindlichen Epilepsie. Von Dr. Walther Birk.

Autorenregister und Sachregister.

Inhalt des IV. Bandes.

IV u. 588 S. gr. 8⁰. Preis M. 23,—; in Halbleder gebunden M. 25,60.

Störungen der äußeren Atmung. Von Dr. Ludwig Hofbauer. (Mit 8 Abbildungen.)

Die vorzeitige Geschlechtsentwicklung. Von Dr. R. Neurath.

Entwicklung und gegenwärtiger Stand der Anschauungen über heredo-familiäre Nervenkrankheiten. Von Privatdozent Dr. Robert Bing. (Mit 3 Abbildungen.)

Die Tuberkulose der Säuglinge. Von Dr. Otto Aronade. (Mit 5 Abbildungen.)

Über Genickstarre. Von Professor Dr. F. Göppert. (Mit 7 Abbildungen.)

Die Choleraepidemie in St. Petersburg im Winter 1908/1909. Von Prof. Dr. N. Tschistowitsch. (Mit 2 Abbildungen.)

Beriberi oder Kakke. Von Professor Dr. Kinnosuke Miura. (Mit 4 Abbildungen.)

Die praktischen Ergebnisse der Serodiagnostik der Syphilis. Von Oberarzt Dr. Julius Citron. (Mit 3 Abbildungen.)

Die pathologische Anatomie der rachitischen Knochenerkrankung mit besonderer Berücksichtigung der Histologie und Pathogenese. Von Prof. Dr. G. Schmorl. (Mit 6 Taf.)

Die Röntgenuntersuchung des Magens und ihre diagnostischen Ergebnisse. Von Privatdozent Dr. G. Holzknecht und Dr. S. Jonas. (Mit 13 Textabbildungen und 2 Tafeln.)

Über Ursachen und Wirkungen der Fiebertemperatur. Von Privatdoz. Dr. H. Lüdke.

Die diätetische Behandlung der Nierenentzündungen. Von Dr. F. Widal, Professeur agrégé à la Faculté de Médecine de Paris, Membre de l'Académie de Médecine, Médecin de l'Hôpital Cochin, und Dr. A. Lemierre, Ancien Interne des Hôpitaux de Paris.

Physiologie des Magen-Darmkanales beim Säugling und älteren Kind. Nachtrag zu der Arbeit von A. Uffenheimer im II. Bande.

Autorenregister und Sachregister.

Inhalt des V. Bandes.

IV u. 555 S. gr. 8⁰. Preis M. 18,—; in Halbleder gebunden M. 20,50.

Die Mechanik der Herzklappenfehler. Von Privatdozent Dr. Ed. Stadler.

Über Lungenbrand. Von Oberarzt Dr. K. Kißling. (Mit 17 Textabbildungen und 2 Tafeln.)

Die Prognose der angeborenen Syphilis. Von Privatdozent Dr. Karl Hochsinger.

Die chronische Obstipation. Von Dr. Oscar Simon.

Die Biologie der Milch. Von Dr. J. Bauer. (Mit 1 Abbildung.)

Der „habituelle Icterus gravis" und verwandte Krankheiten beim Neugeborenen. Von Privatdozent Dr. W. Knoepfelmacher.

Ergebnisse und Probleme der Leukämieforschung. Von Privatdozent Dr. O. Naegeli.

Die klinischen Erscheinungsformen der motorischen Insuffizienz des Magens. Von A. Mathieu und Dr. J. Ch. Roux. (Mit 2 Abbildungen.)

Die Röteln. Von Dr. B. Schick. (Mit 7 Abb.)

Über infantilen Kernschwund. Von Privatdozent Dr. J. Zappert.

Über die Beziehungen der technischen und gewerblichen Gifte zum Nervensystem. Von Professor Dr. Heinrich Zangger.

Über Nephritis nach dem heutigen Stande der pathologisch-anatomischen Forschung. Von Privatdozent Dr. M. Löhlein.

Allergie. Von Professor Dr. C. Freiherr v. Pirquet. (Mit 30 Abbildungen.)

Autorenregister und Sachregister.

Inhalt des VI. Bandes.

IV u. 674 S. gr. 8⁰. Preis M. 22,—; in Halbleder gebunden M. 24,60.

Lungendehnung und Lungenemphysem. Von Professor Dr. N. Ph. Tendeloo. (Mit 9 Abb.)

Allgemeine Diagnose der Pankreaserkrankungen. Von Privatdozent Dr. Karl Glaeßner.

Die Frage der angeborenen und der hereditären Rachitis. Von Privatdozent Dr. Emil Wieland.

Warum bleibt das rachitische Knochengewebe unverkalkt? Von Dr. Friedrich Lehnerdt.

Die klinische Bedeutung der Eosinophilie. Von Privatdozent Dr. Carl Stäubli. (Mit 6 Textabbildungen und 1 Tafel.)

Chlorom. Von Dr. Heinrich Lehndorff.

Krankheiten des Jünglingsalters. Von Prof. Dr. F. Lommel.

Über den „Hospitalismus" der Säuglinge Von Dr. Walther Freund. (Mit 14 Abb.)

Die Sommersterblichkeit der Säuglinge. Von Oberarzt Dr. Hans Rietschel. (Mit 25 Abb.)

Die chronische Gastritis, speziell die zur Achylie führende. Von Prof. Dr. Knud Faber.

Zur Differentialdiagnose pseudoleukämieartiger Krankheitsbilder im Kindesalter. Von Dr. Erich Benjamin.

Der Mongolismus. (Mit 23 Abb.)

Myxödem im Kindesalter. Von Prof. Dr. F. Siegert. (Mit 24 Abb.)

Autorenregister und Sachregister.

Inhalt der Bände VII bis X siehe Rückseite.